Kohlhammer

Sucht: Risiken – Formen – Interventionen

Interdisziplinäre Ansätze von der Prävention zur Therapie

Herausgegeben von

Oliver Bilke-Hentsch
Euphrosyne Gouzoulis-Mayfrank
Michael Klein

Jörg Daumann
Euphrosyne Gouzoulis-
Mayfrank

Amphetamine, Ecstasy und Designerdrogen

Verlag W. Kohlhammer

1. Auflage 2015

Alle Rechte vorbehalten
© W. Kohlhammer GmbH, Stuttgart
Gesamtherstellung: W. Kohlhammer GmbH, Stuttgart

Print:
ISBN 978-3-17-023359-1

E-Book-Formate:
pdf: ISBN 978-3-17-028805-8
epub: ISBN 978-3-17-028806-5
mobi: ISBN 978-3-17-028807-2

Geleitwort der Reihenherausgeber

Die Entwicklungen der letzten Jahrzehnte im Suchtbereich sind beachtlich und erfreulich. Dies gilt für Prävention, Diagnostik und Therapie, aber auch für die Suchtforschung in den Bereichen Biologie, Medizin, Psychologie und den Sozialwissenschaften. Dabei wird vielfältig und interdisziplinär an den Themen der Abhängigkeit, des schädlichen Gebrauchs und der gesellschaftlichen, persönlichen und biologischen Risikofaktoren gearbeitet. In den unterschiedlichen Alters- und Entwicklungsphasen sowie in den unterschiedlichen familiären, beruflichen und sozialen Kontexten zeigen sich teils überlappende, teils sehr unterschiedliche Herausforderungen.

Um diesen vielen neuen Entwicklungen im Suchtbereich gerecht zu werden, wurde die Reihe »Sucht: Risiken – Formen – Interventionen« konzipiert. In jedem einzelnen Band wird von ausgewiesenen Expertinnen und Experten ein Schwerpunktthema bearbeitet.

Die Reihe gliedert sich konzeptionell in drei Hauptbereiche, sog. »tracks«:

Track 1: Grundlagen und Interventionsansätze
Track 2: Substanzabhängige Störungen und Verhaltenssüchte im Einzelnen
Track 3: Gefährdete Personengruppen und Komorbiditäten

In jedem Band wird auf die interdisziplinären und praxisrelevanten Aspekte fokussiert, es werden aber auch die neuesten wissenschaftlichen Grundlagen des Themas umfassend und verständlich dargestellt. Die Leserinnen und Leser haben so die Möglichkeit, sich entweder Stück für Stück ihre »persönliche Suchtbibliothek« zusammenzustellen oder aber mit einzelnen Bänden Wissen und Können in einem bestimmten Bereich zu erweitern.

Unsere Reihe »Sucht« ist geeignet und besonders gedacht für Fachleute und Praktiker aus den unterschiedlichen Arbeitsfeldern der Suchtberatung, der ambulanten und stationären Therapie, der Rehabilitation und nicht zuletzt der Prävention. Sie ist aber auch gleichermaßen geeignet für Studierende der Psychologie, der Pädagogik, der Medizin, der Pflege und anderer Fachbereiche, die sich intensiver mit Suchtgefährdeten und Suchtkranken beschäftigen wollen.

Die Herausgeber möchten mit diesem interdisziplinären Konzept der Sucht-Reihe einen Beitrag in der Aus- und Weiterbildung in diesem anspruchsvollen Feld leisten. Wir bedanken uns beim Verlag für die Umsetzung dieses innovativen Konzepts und bei allen Autoren für die sehr anspruchsvollen, aber dennoch gut lesbaren und praxisrelevanten Werke.

Der erste Band unserer Reihe, verfasst von Jörg Daumann und Euphrosyne Gouzoulis-Mayfrank aus Köln, gehört zu Track 2 (Substanzabhängige Störungen und Verhaltenssüchte im Einzelnen). Er beschäftigt sich mit dem hochaktuellen Thema der Stimulanzien (Amphetamine, Ecstasy und neuere Designerdrogen), die in den letzten Jahren deutlich an Bedeutung gewonnen haben. Nicht nur in den jeweiligen Jugendkulturen finden diese illegalen Substanzen breite und oft unkritische Anwendung. Amphetamine, vor allem das Methamphetamin (*crystal*, *meth*), sind auch in der harten Drogenszene ein zunehmend ernstes Problem. Bei aller Vergleichbarkeit unterscheiden sich die verschiedenen Stimulanzien bedeutsam in Biologie, Wirkung und Gefährdungspotential. Es ist in Beratung und Therapie ebenso wie in der Prävention von Bedeutung, die Charakteristika der Stoffe und Konsummerkmale im Einzelnen zu kennen. Nur so können sinnvolle Präventionsansätze geplant und die Klientinnen und Klienten sachgerecht unterstützt werden.

Oliver Bilke-Hentsch, Winterthur/Zürich
Euphrosyne Gouzoulis-Mayfrank, Köln
Michael Klein, Köln

Inhalt

1

Einleitung

Die Stimulanzien Amphetamin *(speed)* und Methamphetamin *(meth, crystal meth)*, das chemisch eng verwandte MDMA (3,4-Methylendioxymethamphetamin, *ecstasy*) und einige MDMA-ähnliche Substanzen sind neben Kokain die bei weitem verbreitetsten illegalen Drogen nach Cannabis. In der englischsprachigen Literatur hat sich in den letzten Jahren der Begriff *amphetamine-type stimulants* (ATS) durchgesetzt, worunter alle oben genannten Substanzen subsumiert werden (▶ **Abb. 1**).

Ungeachtet vieler Ähnlichkeiten, gibt es jedoch auch wichtige Unterschiede zwischen den klassischen Stimulanzien und der Ecstasy-Gruppe, sowohl hinsichtlich der neurobiologischen Wirkungen und des Rauscherlebnisses als auch hinsichtlich der Abhängigkeitsgefährdung und der Charakteristika von Konsumenten-

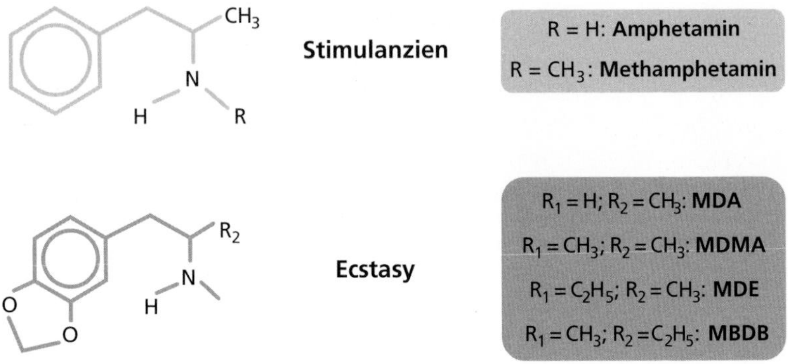

Stimulanzien

R = H: **Amphetamin**
R = CH$_3$: **Methamphetamin**

Ecstasy

R$_1$ = H; R$_2$ = CH$_3$: **MDA**
R$_1$ = CH$_3$; R$_2$ = CH$_3$: **MDMA**
R$_1$ = C$_2$H$_5$; R$_2$ = CH$_3$: **MDE**
R$_1$ = CH$_3$; R$_2$ = C$_2$H$_5$: **MBDB**

Abb. 1: Chemische Strukturformeln für *amphetamine-type stimulants*

gruppen. Auch ist die Geschichte der zwei Substanzgruppen sehr verschieden. Da viele Konsumenten sowohl Amphetamine als auch Ecstasy einnehmen, verschwimmen häufig die Unterschiede in der Praxis. Für ein vertieftes Verständnis der Wirkungen, der Konsummotive und der Gefahren durch die ATS ist es jedoch unerlässlich, die zwei Substanzgruppen differenziert zu betrachten. Demnach werden die verschiedenen substanzspezifischen Aspekte in den folgenden Kapiteln getrennt für die Stimulanzien und für Ecstasy dargestellt.

Gewissermaßen charakteristisch für die ATS ist die Vielfalt der klinischen Bilder und typischen Konsumentenkulturen. Dies trifft vor allem für die Stimulanzien Amphetamin und Methamphetamin zu, die von ansonsten gut integrierten jungen Menschen im Rahmen eines kontrollierten Freizeitkonsums bei Partys und ähnlichen Events, aber auch in bestimmten beruflichen Kontexten zur Leistungssteigerung und schließlich auch in der harten Drogenszene von sozial desintegrierten, polyvalenten Drogenabhängigen in z. T. extrem hohen Dosen konsumiert werden. Die nun folgenden typischen Fallvignetten geben einen ersten Einblick in das Spektrum der Konstellationen und klinischen Bilder bei Konsumenten von ATS.

Fallvignette 1 Partykonsument

Der 23-jährige Herr A. hatte eine unauffällige Kindheit in geordneten Verhältnissen. Die Familienanamnese ist leer bezüglich psychischer Erkrankungen. Nach dem Fachabitur und dem Wehrdienst begann Herr A. eine kaufmännische Ausbildung. Aktuell befindet er sich im dritten Ausbildungsjahr. Die Ausbildung macht ihm weniger Spaß, als er gedacht hatte, er »zieht es durch«, weil er gerne einen Abschluss haben möchte, ist sich aber nicht sicher, was er danach machen möchte. Er lebt in einer Wohngemeinschaft mit noch einem Auszubildenden und einer Studentin und hat eine Freundin.

Herr A. mag elektronische Musik und Tanzen und er war bereits während der zwei letzten Schuljahre öfter in Clubs und Konzerten. Damals hatte er an den Wochenenden häufiger mit Freunden Cannabis geraucht, er hatte aber keine synthetischen Drogen genommen, da er »Respekt« davor hatte. Im ersten Ausbildungsjahr probierte er erstmalig im Club Ecstasy, und von da an nahm er es regelmäßig, zunächst ein bis zweimal im Monat, später an fast jedem Wochenende. Besonders am Anfang sei das »Glücksgefühl« und die »Euphorie« unter Ecstasy »überwältigend«, später sei die Wirkung nicht mehr ganz so stark gewesen, aber er habe auf jeden Fall die Musik und das Feiern mit den Pillen sehr genossen. Ab und zu habe er auch Speed probiert, das sei auch »gut« gewesen, aber »nicht so schön« wie MDMA.

Herr A. vertrug den Konsum zunächst gut, blieb bei einer bis zwei Pillen pro Konsumabend, hatte keinen »Kater« am nächsten Tag und kam in der Woche mit seiner Ausbildung gut zurecht. Nach etwa zwei Jahren bemerkte er aber im Alltag erste Probleme mit der Konzentration und der Merkfähigkeit, er fühlte sich auch häufiger erschöpft und lustlos und es fiel ihm schwerer, die Ausbildung »durchzuhalten«. Schließlich ging es ihm nach einem »üblichen Samstagabend« mit zwei Pillen Ecstasy und Alkohol am Sonntag schlecht, er fühlte sich angespannt und besorgt, ohne dass er hätte sagen können, warum. Im Laufe der darauffolgenden Tage verschlechterte sich sein Befinden, er konnte sich bei der Arbeit überhaupt nicht konzentrieren, konnte nachts nicht schlafen, wurde immer unruhiger und deprimierter. Schließlich ging er zum Hausarzt, der ihn krankschrieb und zu einem Psychiater überwies.

Unter der Verdachtsdiagnose einer Erstmanifestation einer depressiven Störung wurde Herr A. mit zwei verschiedenen Antidepressiva behandelt, allerdings ohne Erfolg. Nach zwei Monaten wurde er stationär in einer psychiatrischen Klinik aufgenommen. Der Verlauf war protrahiert, Herr A. wurde sogar streckenweise suizidal, so dass er kurzfristig auf eine geschützte Station verlegt werden musste. Schließlich zeichnete sich nach weiteren medikamentösen Umstellungen und begleitender psychotherapeutischer Behandlung eine langsame, aber stetige Besserung ab und zuletzt die Vollremission der depressiven Symptomatik.

Herrn A. wurde seitens der Klinik erläutert, dass die depressive Episode wahrscheinlich mit dem Ecstasy-Konsum zusammenhing. Er kann sich das vorstellen und hat sich fest entschlossen, keine chemischen Drogen mehr einzunehmen. Es fällt ihm aber schwer, »ohne« feiern zu gehen, zumal »Jeder um mich herum drauf ist«, und irgendwie macht es nicht mehr so viel Spaß wie früher. Er muss sich umorientieren und sein Leben in gewisser Hinsicht »neu ordnen«, er ist aber sehr froh, dass es ihm wieder besser geht und möchte unbedingt auch die Ausbildung fertig machen.

Fallvignette 2 Amphetamin-Konsum zur Leistungssteigerung
Der 37-jährige Herr K. wird von seiner Partnerin in die Aufnahme eines Krankenhauses gebracht. Er schildert aufgeregt, dass in der letzten Zeit merkwürdige Dinge in seiner Wohnung passieren würden. So habe er mehrfach gehört, wie sein Nachbar laut über ihn geredet habe. Er sei sicher, dass sein Nachbar ihn über sein Telefon abhöre, daher habe er am Vortag die Telefonleitung im Treppenhaus durchtrennt.

Die Partnerin berichtet, dass Herr K. in den letzten zwei Jahren in seinem Beruf als selbstständiger Eventmanager zunehmend unter Druck stehe. Um sein oft extremes Arbeitspensum zu bewältigen, habe er seit einem Jahr angefangen, *Speed* zu nehmen. Er habe aus der Zeit seiner Ausbildung Leute gekannt, die ihm die Droge besorgen konnten. Zunächst habe er unregelmäßig bei starkem Arbeitsaufkommen konsumiert, habe damit die Arbeit geschafft und sei gut zurechtgekommen. In den letzten zwei bis drei Monaten sei jedoch die Arbeitssituation extrem gewesen, er habe fast täglich *Speed* genommen, habe nicht mehr richtig schlafen können und sei zunehmend erschöpft und gereizt gewesen. In den letzten drei Tagen habe er sich merkwürdig verhalten. Er habe einen verlässlichen Freund verdächtigt, dass er ihn betrügen wollte. Außerdem sei er mit einem Nachbarn wegen einer Nichtigkeit in einen heftigen Streit geraten und sei sehr erregt dabei gewesen. Am Vormittag des Aufnahmetages habe er ihr gesagt, dass er nun wisse, dass der Nachbar ihn abhören würde.

Herr K. wirkt während des Berichtes seiner Partnerin unruhig, er geht z. T. auf und ab im Raum, unterbricht sie und ergänzt aus seiner Sicht wichtige Details. Im Gedankengang ist er beschleunigt. Es imponieren Beziehungs- und Beeinträchtigungsideen bezogen auf den Nachbarn sowie akustische Halluzinationen. Affektiv wirkt Herr K. aufgewühlt und rasch wechselnd zwischen unsicher-ängstlichem und gereiztem Affekt. Er ist hin- und hergerissen zwischen dem Gefühl, dass etwas mit ihm selbst nicht stimmen könnte, und den paranoiden Gedanken.

Auf Befragen berichtet Herr K., dass er früher nie psychisch oder ernsthaft körperlich krank gewesen sei. Er habe auch nie »Probleme« mit Alkohol oder Drogen gehabt. Er räumt etwas unwillig ein, dass es lediglich zwei »kurze Phasen« in der Vergangenheit gegeben habe, in denen er Stimulanzien konsumiert habe.

Herr K. lässt sich überzeugen, sich freiwillig unter dem Verdacht einer drogeninduzierten Psychose in der Psychiatrischen Klinik aufnehmen zu lassen. Unter Abstinenz und einer vorübergehenden Medikation mit Benzodiazepinen sowie einem niedrig dosierten Antipsychotikum kommt es zum raschen Rückgang und innerhalb von zwei Wochen zu einer Vollremission der psychotischen Symptomatik. Herr K. kann im Nachhinein die psychotischen Phänomene als solche erkennen und ist fest entschlossen, den Drogenkonsum einzustellen.

Während der stationären Behandlung berichtet Herr K. ausführlicher über die früheren »Phasen« des Amphetamin-Konsums. Die erste Phase sei während der Ausbildung gewesen, die für ihn sehr anstrengend war. Er habe den »Stoff« über Bekannte bekommen und vor allem in den Lern- und Prüfungsphasen konsumiert, um damit länger wach zu bleiben und konzentrierter lernen zu können. Die zweite Konsumphase sei zu Beginn seiner Selbstständigkeit vor sechs Jahren gewesen und habe einige Monate angedauert. Auch damals sei die Leistungssteigerung das Motiv für den Konsum gewesen. Sowohl in der Ausbildung als auch zu Beginn seiner Selbstständigkeit habe er den Konsum »unter Kontrolle« gehabt und er habe ohne Probleme wieder aufhören können. Das sei dieses Mal anders gewesen.

Fallvignette 3 Polytoxikomanie mit Amphetaminen und Heroin

Der 25-jährige Herr W. wird in der Substitutionsambulanz einer Suchtfachklinik mit den Diagnosen Opiat-, Stimulanzien- und Benzodiazepinabhängigkeit behandelt.

Aus der Biografie ist bekannt, dass Herr W. in einer ländlichen Gegend in Nordrhein-Westfalen aufwuchs. Beide Eltern waren bei seiner Geburt sehr jung und trennten sich früh. Herr W. wuchs zunächst bei den Großeltern in einfachen, aber geordneten Verhältnissen auf. Während der Grund- und Hauptschulzeit musste er mehrfach zwischen Großeltern, Mutter und Vater umziehen und es kam mehrfach zu Schulwechseln. Er habe sich als Kind überwiegend unsicher und als Außenseiter gefühlt. Er habe Schwierigkeiten gehabt, Anschluss unter den Mitschülern zu finden, er sei auch wiederholt von anderen Jungen verprügelt und ausgelacht worden. Schließlich habe er sich mit etwa 13 Jahren einer Clique von gleich alten und älteren Jugendlichen mit dissozialen Tendenzen (Schulschwänzen, Alkohol-, Zigaretten- und Cannabiskonsum, kleine Diebstähle) angeschlossen. In dieser Clique habe er sich erstmalig sicherer und »dazugehörig« gefühlt. Es folgte ab dem 14. Lebensjahr eine Drogenkarriere mit zunächst Konsum von Zigaretten und Cannabis. Bereits mit 16 Jahren fing er an, zusätzlich regelmäßig Amphetamine zu »ziehen«. Er habe sich darunter besonders sicher und stark, »unbesiegbar« gefühlt. Parallel zu der »Drogenkarriere« kam es zum regelmäßigen Schulschwänzen und späteren Schulabbruch sowie zu einer kleinkriminellen Laufbahn mit Diebstählen und Dealen. Mit 18 Jahren brach Herr W. den Kontakt zur Familie ab und zog zu Freunden aus dem Drogenmilieu. Dort kam es schnell zu einer Eskalation des Amphetamin-Konsums. Etwa ab dem Alter von 19 Jahren fing Herr W. an, zusätzlich Heroin zu rauchen. Es folgten die von Herrn W. als »schlimmste Zeit meines Lebens« beschriebenen drei bis vier Jahre mit abwechselndem, täglichen Konsum von Heroin und Methamphetamin, der phasenweise auch intravenös erfolgte. Hinzu kamen Benzodiazepine aus dem Schwarzmarkt in z. T. sehr hohen Dosen, Alkohol und Cannabis. Herr W. schilderte, dass er in der damaligen Zeit sich nur unter Amphetaminen »wach« und »da« gefühlt habe; andererseits habe er die »Downer« gebraucht um »runterzukommen« und die Anspannung zu bekämpfen. Am Ende habe er fast nur konsumiert, um unangenehme Empfindungen und Entzugssymptome abzumildern; er habe kaum noch Freude am Leben gehabt, habe sich »fast nur« gequält gefühlt. Gelebt hatte Herr W. in dieser Zeit von Sozialleistungen und Beschaffungskriminalität, zweimal kam es zu Strafverfahren.

Der Drogentod eines Freundes aus der Jugendzeit war entscheidend dafür, dass Herr W. sich entschloss, »einen Strich zu ziehen« und Hilfe zu suchen. Es folgten ein stationärer Entzug von Amphetaminen und Benzodiazepinen und die Substitution mit Methadon. Seit etwa zwei Jahren ist Herr W. in Behandlung der Substitutionsambulanz. In dieser Zeit kam es einmal zu einem stärkeren Rückfall mit Amphetaminen und Heroin über zwei Monate mit darauffolgender erneuter stationärer Entzugs-behandlung. Darüber hinaus kommt es immer wieder zum Am-phetamin-Konsum. Insgesamt fällt Herrn W. die Abstinenz von den Amphetaminen schwerer als von Heroin. Herr W. lebt zurzeit alleine, eine Partnerbeziehung hat er nicht, seine Kontakte stammen zum Teil noch aus dem früheren Dro-genmilieu. In den Einzelgesprächen und den Therapiegruppen wirkt Herr W. häufig angespannt und besorgt, es fallen Unsicher-heit und Minderwertigkeitsgefühle auf (»Wer will schon was mit mir zu tun haben?«), aber auch eine starke Empfindlichkeit gegen-über Zurückweisung und (vermeintlicher) Kritik. Herr W. sehnt sich deutlich nach Akzeptanz und Zuneigung. Er möchte wieder Kontakt zu seiner Familie, vor allem zu den Großeltern aufneh-men, hat aber Angst vor Ablehnung. Er bemüht sich phasenweise um Jobs, hat aber bislang keine längere Anstellung durchgehal-ten. Er lebt überwiegend von Sozialleistungen.

Die drei Fallvignetten machen deutlich, wie verschieden die Konsu-menten von ATS sein können und welche Spannbreite an Komplika-tionen neben einer Abhängigkeitsentwicklung möglich ist. Daraus wird ersichtlich, dass es unterschiedlicher Ansätze und Hilfsange-bote bedarf, um die verschiedenen Konsumentengruppen zu errei-chen und ihnen zu helfen.

2

Epidemiologie

Verbreitung, Umfang und Ausmaß des Konsums und der damit einhergehenden Konsequenzen von Amphetaminen sowie anderer psychoaktiver Substanzen sind Gegenstand weltweiter epidemiologischer Forschung. Auch in der Bundesrepublik Deutschland werden seit einigen Jahrzehnten regelmäßig große repräsentative Befragungen zum Drogenkonsum und seinen Folgen durchgeführt. Daten für die erwachsene Bevölkerung liefert der 1980 erstmals erhobene »Epidemiologische Suchtsurvey« (ESA), der durch das Bundesgesundheitsministerium unterstützt wird. Die untersuchten Stichproben des ESA bildeten zunächst Bundesbürger im Alter von 12 bis 24 Jahren, seit 1995 dann Erwachsene von 18 bis 59 Jahren und seit 2006 Erwachsene von 18 bis 64 Jahren (Kraus et al. 2013a). Die zweite wesentliche bundesdeutsche Datenquelle ist die Drogenaffinitätsstudie (DAS) der Bundeszentrale für gesundheitliche Aufklärung, die den Substanzkonsum bei 12- bis 25-jährigen Jugendlichen und jungen Erwachsenen untersucht. Beide epidemiologischen Studien werden alle drei bis vier Jahre durchgeführt und folgen einem Querschnittdesign. Die aktuellsten Daten stammen aus dem Jahr 2012.

Definition
Das Ausmaß des Konsums wird klassischerweise durch die Prävalenz angegeben, also die Häufigkeit des mindestens einmaligen Konsums zu einem bestimmten Zeitpunkt oder innerhalb eines Zeitraums. Während die *Lebenszeitprävalenz*, also der mindestens einmalige Konsum einer Droge während der gesamten Lebensspanne, einen Indikator für den »Probierkonsum« darstellt, gibt die *12-Monats-Prävalenz* Auskunft über den sporadischen Konsum. Eine Einschätzung des regelmäßigen Konsums wird mit Hilfe der *30-Tage-Prävalenz* operationalisiert. Um Aussagen zum gegenwärtigen Konsum zu treffen, gilt die 12-Monats-Prävalenz als die valideste.

2.1 Wie verbreitet sind Ecstasy, Speed und Crystal?

Epidemiologische Studien und Berichte der Kriminalämter zeigen, dass Amphetaminderivate nach Cannabis und Kokain zu den am häufigsten konsumierten Drogen in Deutschland und anderen Industriestaaten im europäischen und außereuropäischen Ausland zählen. Rund 3 % der bundesdeutschen erwachsenen Bevölkerung haben Erfahrungen mit Amphetaminen und/oder Ecstasy (▸ **Abb. 2**, zum Vergleich: 30,2 % der Bundesbürger sind aktuell Raucher, 26,4 %

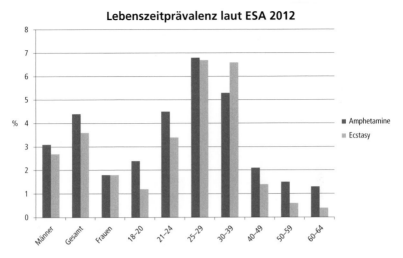

Abb. 2: Nach Geschlecht und Altersklassen gestaffelte Lebenszeitprävalenz des Konsums von Amphetaminen und Ecstasy bei erwachsenen Bundesbürgern im Jahr 2012 (n = 9084; ESA 2012; Pabst et al. 2013)

sind Ex-Raucher). Hochgerechnet beläuft sich die Zahl der erwachsenen Bundesbürger, die mindestens einmal in Ihrem Leben ein Amphetaminderivat zu sich genommen, auf 1,5 Millionen. Männer konsumieren Amphetaminderivate rund zwei bis dreimal häufiger als Frauen. Während das durchschnittliche Einstiegsalter für den Gebrauch von Amphetaminderivaten bei rund 18 Jahren liegt, weisen Erwachsene im Alter von 25 bis 39 Jahren mit 5–7 % die meiste Konsumerfahrung auf. Bezüglich dieses »Probierkonsums« weisen Amphetamine und Ecstasy noch etwa die gleiche Häufigkeit auf.

Bei Betrachtung der 12-Monats-Prävalenz fällt die Konsumhäufigkeit auf knapp unter 1 % (▶ **Abb. 3**, zum Vergleich: Cannabis = 4,5 %). Amphetaminen wird zunehmend der Vorrang vor Ecstasy gegeben (Verhältnis ca. 2:1) und der Anteil an Männern gegenüber Frauen steigt im Vergleich zur Lebenszeitprävalenz deutlich an (Verhältnis ca. 6:1). Der Hauptkonsum wird getragen von jungen Männern im

21

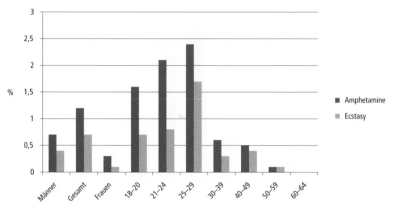

Abb. 3: Nach Geschlecht und Altersklassen gestaffelte 12-Monats-Prävalenz des Konsums von Amphetaminen und Ecstasy bei erwachsenen Bundesbürgern im Jahr 2012 (*n* = 9084; ESA 2012; Pabst et al. 2013)

Alter zwischen 18 und 29 Jahren mit einer Prävalenz von etwa 2 %. Dabei konsumiert der überwiegende Anteil der Befragten maximal fünfmal im Jahr.

Interessanterweise verstärkt sich der Unterschied zwischen den Geschlechtern mit häufigerem Konsum, gemessen an der 30-Tage-Prävalenz. Aktuellen regelmäßigen Konsum von Amphetaminen weisen nur noch sehr wenige Frauen auf (0,1 %), bei Ecstasy ist dieser offenbar gänzlich verschwunden (▶ **Abb. 4**). Weiterhin bilden junge erwachsene Männer bis 29 Jahre die Gruppe mit dem höchsten Konsum (ca. 1,2 % für Amphetamine und ca. 0,6 % für Ecstasy).

Die Verbreitung des Konsums bei Jugendlichen im Alter von 12 bis 17 Jahren ist in etwa halb so hoch wie in der erwachsenen Gesamtbevölkerung. Die von der aktuellen DAS angeführten 12-Monats-Prävalenzen belaufen sich auf 0,4 % für Amphetamin und 0,2 % für Ecstasy. Die geringere Prävalenz im Jugendalter verwundert nicht weiter, da das durchschnittliche Einstiegsalter für beide

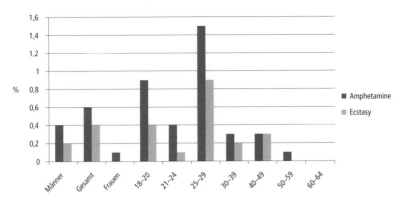

Abb. 4: Nach Geschlecht und Altersklassen gestaffelte 30-Tage-Prävalenz des Konsums von Amphetaminen und Ecstasy bei erwachsenen Bundesbürgern im Jahr 2012 (*n* = 9084; ESA 2012; Pabst et al. 2013)

Substanzklassen bei etwa 18,5 Jahren liegt, der Gebrauch also im Schnitt rund zwei Jahre später als beispielsweise bei Cannabis einsetzt.

Betrachtet man die Entwicklung des Substanzgebrauchs während der letzten zwei Dekaden, wird deutlich, dass der Konsum von Amphetaminen bis 2003 stetig angestiegen ist und seitdem auf einem Niveau von etwa 1,5 % (12-Monats-Prävalenz) stabil ist (▸ **Abb. 5**). Im gleichen Zeitraum ging der Anteil der Tabakraucher, um nochmal zuvor skizzierte Vergleichsprävalenzen anzuführen, stetig zurück. Während 1980 beispielsweise in der Altersgruppe von 18 bis 24 Jahren noch 60,5 % der Männer und 54,2 % der Frauen rauchten, hat sich die Zahl bis zum Jahr 2012 halbiert. Zurück zu den Amphetamin-Konsumenten: Seit einigen Jahren gewinnt in dieser Gruppe der Konsum von Methamphetamin an Bedeutung. Gesicherte repräsentative Daten, die dies belegen, sind zum jetzigen Zeitpunkt nicht verfügbar, da die bisherigen Surveys Methamphetamin nicht gesondert ausweisen. Gesicherte Daten zur Konsumprävalenz liegen lediglich für Frankfurt vor, wo auf Basis des Monitoringsystems Drogentrends (MoSyD) seit 2007 zwischen beiden Subtypen differenziert und die 12-Monats-Prävalenz des Methamphetamin-Konsums konstant mit 1 % angegeben wird. Andererseits weisen anekdotische Berichte und die eindrückliche Präsenz dieses Themas in den Medien auf einen Konsumtrend hin. Insbesondere in Sachsen hat die Anzahl Methamphetamin-assoziierter Behandlungsfälle seit 2009 stetig zugenommen. Dies gilt insbesondere für das Grenzgebiet zu Tschechien, einem Zentrum der Methamphetamin-Produktion (Kraus et al. 2013a).

Ein weiteres Indiz für die wachsende Bedeutung von Methamphetamin liefert die Kriminalstatistik. Während die in Europa sichergestellte Menge von Amphetaminen relativ konstant bei 6 Tonnen pro Jahr liegt (Gipfel im Jahr 2006 mit 10 Tonnen), ist die Menge sichergestellten Methamphetamins in den letzten zehn Jahren kontinuierlich angestiegen. Sie wuchs von nahe Null im Jahr 2001 auf rund 1 Tonne im Jahr 2011. Dieser Anstieg hat sich in den letzten drei bis vier Jahren deutlich beschleunigt, so dass wir davon ausgehen können, dass die Verfügbarkeit, auch in Deutschland, in den kommenden Jahren noch deutlich größer werden wird. Ursprünglich vor allem auf die Tschechische Republik beschränkt, sehen wir aktuell im europäischen Vergleich die größte Verbreitung von Methamphetamin in Skandinavien, dem Baltikum und der Türkei. In diesen Ländern scheint der Methamphetamin-Konsum den Gebrauch von Amphetamin bereits deutlich zu verdrängen (Kraus et al. 2013a). Mit zunehmend flächendeckender Verfügbarkeit könnte dieser Trend vermutlich bald auch die Bundesrepublik erreichen.

Während also Amphetamine über die letzten 15 Jahre in einem recht zeitstabilen Umfang eingenommen werden, scheint der Konsum von Ecstasy seit Ersterfassung 1995 eher rückläufig zu sein, nachdem dieser seit den 1980er Jahren kontinuierlich angestiegen war. Den Höhepunkt der Ecstasy-Herstellung vermutet man um das Jahr 2000, als europaweit etwa 50 Labore zur Herstellung ausgehoben wurden (EMCDDA 2013). Entsprechend ist auch die

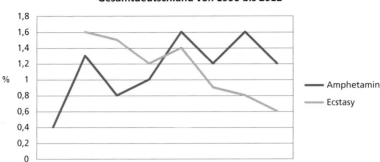

Abb. 5: Historische Entwicklung der 12-Monats-Prävalenz des Konsums von Amphetaminen und Ecstasy bei jungen Erwachsenen in Gesamtdeutschland von 1990 bis 2012 (ESA; Kraus et al. 2013a)

Sicherstellung von Ecstasy-Pillen seit Mitte des letzten Jahrzehnts spürbar gesunken, so dass die aktuelle Zahl von rund 4 Millionen Tabletten nur noch einem Bruchteil des Spitzenwerts von 2002 mit 22 Millionen entspricht. Allerdings mehren sich in jüngster Vergangenheit Zeichen für eine Wiederbelebung des Ecstasy-Marktes (a. a. O.).

Die Prävalenz ist in bestimmten Bevölkerungsgruppen besonders hoch. Empirisch gut abgesichert lässt sich ein deutlich häufigerer Gebrauch bei Tanz- und Musikveranstaltungen, insbesondere der Techno- und Rave-Szene, der wohl populärsten und einflussreichsten Subkultur der 1990er Jahre, feststellen (▶ Kap. 6). Unter den 16- bis 24-jährigen Nachtclubbesuchern ist die 12-Monats-Prävalenz des Ecstasy-Konsums dreifach erhöht im Vergleich zu Gleichaltrigen, die keine Nachtclubs besuchen (Hoare und Flatley 2008). Studien, die fokussiert Besucher von Technopartys befragen, zeichnen ein noch extremeres Bild. Für diese Gruppe werden Lebenszeitprävalenzen zwischen 50 und 80 % sowie 12-Monats-Prävalenzen von rund 25 % berichtet. Diese starke Verknüpfung von Ecstasy mit der

25

Techno- und Rave-Szene mag auch ein wichtiger Faktor für den Konsumrückgang sein, der mit einer gewissen Latenz zeitlich dem Popularitätsverlust der Techno-Bewegung folgt. Zu weiteren Hochrisikogruppen für den Konsum von Amphetaminen, wie homosexuelle Männer, Models und Künstler, ist die Datenlage spärlich, folglich sind die publizierten Zahlen nur mit Vorsicht zu bewerten. Weitere Ausführungen hierzu finden sich im Kapitel 6.

2.2 Wie verbreitet ist problematischer Konsum?

Vor dem Hintergrund dieser allgemeinen epidemiologischen Daten ist für die klinische Praxis von besonderem Interesse, wie häufig der Gebrauch von Amphetaminen und Ecstasy zu Problemen – insbesondere für die Konsumenten, aber auch für deren Umfeld – führt. Dabei lässt sich der gelegentliche, im Allgemeinen als »recreational« oder Freizeitkonsum bezeichnete Substanzgebrauch nur unscharf vom problematischen oder riskanten Konsum abgrenzen. Sind die Kriterien für eine psychische Störung erfüllt, dann liegt ein schädlicher Gebrauch oder eine Abhängigkeit vor. Für die Diagnosestellung stehen im Rahmen standardisierter Klassifikationssysteme etablierte operationalisierte Kriterien zur Verfügung, die eine eindeutige Einschätzung erlauben. In Europa dominiert die ICD-10-Klassifikation (WHO 2000).

Allerdings stellt sich in der praktischen Arbeit mit Konsumenten von Amphetaminen häufig die Frage, ob bereits ein problematischer Konsum besteht, obwohl (noch) keine psychiatrische Diagnose vorliegt. Wie viel für den Einzelnen zu viel ist, lässt sich sicherlich nicht allein aufgrund von Konsummenge und -häufigkeit beurteilen; es müssen andere, weiter gefasste und nicht substanzbezogene Faktoren berücksichtigt werden, um das Ausmaß problematischen Konsums abschätzen zu können. Als Faustregel kann gelten, dass der

Substanzgebrauch auch ohne Vorliegen einer psychischen Störung problematisch ist, wenn er a) mit Risiken verbunden ist oder b) zu Schäden Anderer führt oder c) negative soziale Konsequenzen oder Delinquenz nach sich zieht. Um die Häufigkeit des problematischen Konsums einigermaßen richtig einzuschätzen, müssen verschiedene Informationsquellen herangezogen werden. Hierzu zählen z. B. Polizeikontakte, repräsentative Befragungen, Kriminalstatistiken, Todesfallstatistiken und, falls vorhanden, auch Behandlungsdaten. Dieses Vorgehen ist mit etlichen methodischen Schwierigkeiten verbunden. Im Folgenden muss man also im Hinterkopf haben, dass Angaben zum Umfang des Problemkonsums immer nur fehlerbehaftete Näherungswerte sein können.

Hochgerechnet auf die Gesamtbevölkerung schätzt man die Anzahl der erwachsenen Bundesbürger, die die klinische Diagnose eines schädlichen Gebrauchs oder einer Abhängigkeit im Zusammenhang mit dem Konsum von Kokain, Cannabis, Amphetaminen oder Ecstasy aufweisen, auf ca. 600.000, mit rund 50 % schädlichem Gebrauch und ebenso häufiger Abhängigkeit. Männer sind vier- bis fünfmal häufiger betroffen. In vier von fünf Fällen ist Cannabis die angegebene Hauptdroge, obschon die Trennung schwierig ist, weil nahezu jeder Konsument von Stimulanzien auch Cannabis zu sich nimmt. Die Prävalenz des schädlichen Amphetamingebrauchs bzw. der Abhängigkeit wird auf jeweils etwa ein Promille geschätzt. Dies entspräche rund jedem fünften regelmäßigen Konsumenten oder etwa 100.000 Erwachsenen. Ecstasy scheint in diesem Zusammenhang eine verschwindend geringe Rolle zu spielen (Kraus et al. 2013a).

In der Selbsteinschätzung wird das Risiko eher bagatellisiert. Rund 90 % der regelmäßigen Amphetamin-Nutzer stufen ihren Gebrauch als »gar nicht« oder »etwas problematisch« ein, nur 5 % als »ziemlich« bzw. »sehr problematisch« (Milin et al. 2014). Der Methamphetamin-Konsum wird zu 45 % unproblematisch gesehen und zu jeweils einem Viertel als »ziemlich« bzw. »sehr problematisch«.

Klienten, die bundesdeutsche Drogenberatungsstellen aufsuchen, tun dies im Schnitt zu 11 % aufgrund eines problematischen Stimulanzienkonsums (▶ **Abb. 6**), wobei insbesondere eine mit dem Konsum von Methamphetamin verbundene Abhängigkeitsproblematik stetig an Bedeutung gewinnt. Dies gilt, wie zuvor bereits angedeutet wurde, vor allem für Sachsen. Dort ist der Anteil des Stimulanzienkonsums bei den Kontaktstatistiken der Drogenberatungsstellen von 2009 bis 2011 jährlich um rund 30 % gestiegen und hat mittlerweile einen Anteil von über 40 % erreicht. Dabei wird Methamphetamin in neun von zehn Fällen als die für die Konsultation relevante Substanz angegeben, und rund 40 % der Methamphetamin-User erfüllen die Kriterien für eine Abhängigkeit (SLS 2013). Ähnliche Berichte erreichen uns aus einigen europäischen Nachbarländern, in erster Linie aus Tschechien und der Slowakei, den einzigen Ländern, in denen repräsentative Daten zum problematischen Methamphetamin-Konsum verfügbar sind, aber auch aus Griechenland, Zypern und der Türkei. Die hohe Prävalenz substanzbezogener Störungen bei aktuell noch relativ geringer Verbreitung und Verfügbarkeit erweckt einen alarmierenden Eindruck und sollte in den nächsten Jahren detailliert beobachtet werden.

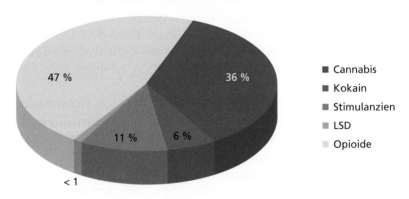

Abb. 6: Prozentuale Verteilung der illegalen Substanzen mit Problemkonsum in deutschen Suchtberatungsstellen 2011 (*n* = 57.019, SLS 2013)

2.3   Welche neuen Stimulanzien gibt es?

Seit 2008 ist die Anzahl neu gemeldeter Substanzen in Europa von damals 13 auf 73 im Jahr 2012 stetig angewachsen (EMCDDA 2013; ▸ **Abb. 7**). Das Auftauchen und Verschwinden einzelner Rauschstoffe folgt häufig einem raschen Wechsel. Meist sollen die organischen oder synthetischen Substanzen bereits etablierte, aber illegale Drogen in ihrer Wirkung nachahmen. Dabei werden sie häufig als sogenannte »legal highs« angeboten.

Die Stoffklassen, die an dieser Stelle Erwähnung finden sollen, ähneln der chemischen Struktur und Wirkungsweise von Amphetaminderivaten. Dies gilt für *Cathinone,* die als klassische Stimulanzien gelten, *Piperazine,* die in ihrer Wirkungsweise dem MDMA nahestehen, sowie für einige *Phenethylamine.* Die Letzteren sind eine große Gruppe chemischer Verbindungen, zu denen auch viele Neurotransmitter und alle ATS gehören. Tryptamine sind demgegenüber den Halluzinogenen zuzuordnen.

Erstmals in Europa gemeldete neue psychoaktive Substanzen im Jahr 2012 (*n* = 73)

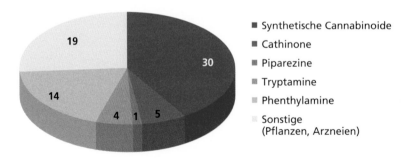

Abb. 7: Neu in Europa gemeldete psychotrope Substanzen im Jahr 2012 (EMCDDA 2013)

29

Aufgrund der meist kurzen Marktpräsenz neuer psychoaktiver Substanzen findet deren systematische Untersuchung selten statt. Lediglich *Mephedron*, eine Cathinon-Variante, scheint sich aktuell zu etablieren, obwohl mittlerweile in ganz Europa verboten (EMCDDA 2013). Mephedron (4-Methylmethcathinon/4-MMC, »Meph«, »Drone«, »MCAT«) wird zu den sogenannten »research chemicals« gezählt.

3

Stoff- bzw. Verhaltensspezifika

Definition
Umgangssprachlich werden alle synthetisch hergestellten Substanzen als *Designerdrogen* bezeichnet, was jedoch nach der inhaltlichen Definition des Begriffs nicht richtig ist. Ursprünglich wurde dieser Terminus für Substanzen eingeführt, die gezielt durch kleine chemische Abwandlungen eines bereits bekannten und gesetzlich erfassten Suchtstoffes synthetisiert wurden, mit dem Ziel, dessen berauschende Eigenschaften zu imitieren. Da die Betäubungsmittelgesetze in den meisten Staaten lediglich die einzelnen Substanzen aufführen, können die Designerdrogen zumindest zunächst legal vertrieben werden (»legal highs«), bis

sie mit einer gewissen Latenz erfasst und ihrerseits ebenfalls gesetzlich verboten werden. Wie dieses Kapitel zeigen wird, gilt die Einordnung als Designerdroge streng genommen nur für neuere Substanzen mit eher geringer Verbreitung und Relevanz, nicht jedoch für Amphetamin, Methamphetamin oder MDMA.

3.1 Wichtige historische Eckdaten

3.1.1 Amphetamin und Methamphetamin

Erstmalig wurde eine Substanz mit dem Namen Amphetamin vom US-amerikanischen Chemiker Gordon Alles im Jahre 1927 synthetisiert, als dieser einen synthetischen Ersatz für Ephedrin suchte. Dieser natürliche, in der seltenen Pflanze Ephedra dystachia (auch bekannt als Meersträubel) vorkommende Wirkstoff wurde in der chinesischen Medizin bereits seit tausenden Jahren zur Heilung von Atemwegserkrankungen eingesetzt. Bereits 1887 hatte der Chemiker Lazar Edeleano im Rahmen einer Versuchsreihe Phenisopropylamin hergestellt, das dem natürlichen Ephedrin in seiner chemischen Struktur ähnelt (Rasmussen 2006). Alles resynthetisierte Phenisopropylamin und gab dieser Substanz den Namen Amphetamin, als Akronym abgeleitet von der chemischen Bezeichnung **a**lpha-**M**ethyl**phe**nyleth**ylamin.** Da Phenisopropylamin bis dahin nicht auf eine mögliche medizinische Anwendung untersucht worden war und keinerlei Erkenntnisse über die Wirkung vorlagen, testete Alles sein Amphetamin umgehend im Selbstversuch und beschrieb die Wirkung als wohltuend und stimulierend auf Körper und Geist. Auch als die Substanz wenig später an Asthmakranken getestet wurde, beschrieben diese neben dem positiven Effekt auf die Atemwege ebenfalls eine angenehm anregende Wirkung auf den Geist.

1932 brachte in den USA die Firma Smith, Kline und French (SKF), nach zähen Verhandlungen mit dem Patenthalter Alles, als erstes Pharmaunternehmen den Wirkstoff Amphetamin unter den Handelsnamen Benzedrin® auf den Markt. Zunächst war Benzedrin® als Inhalationsmittel bei Bronchialasthma und ab 1936 auch in Tablettenform frei verkäuflich. 1952 wurde von SKF ein Medikament Namens Dexedrine® auf den Markt gebracht, dessen Wirkstoff Amphetaminsulfat war und das seine Wirkung zeitversetzt freigab (Iversen 2009).

Nach der Markteinführung von Benzedrin® kam es innerhalb weniger Jahre zu einer enormen Erweiterung der medizinischen Anwendungen. Diese war nur zum Teil das Ergebnis medizinischer Forschung. Hauptsächlich resultierte die Verbreitung von Benzedrin® aus einer druckvollen Vermarktung sowie der Möglichkeit, durch neue Methoden in der industriellen Herstellung die Tabletten in großer Zahl produzieren zu können. Benzedrin® wurde nun auch bei der Behandlung von Heuschnupfen, Erkältungen, Reisekrankheit und Schluckauf empfohlen und auf psychiatrischem Gebiet zur Behandlung der neurotischen Depression, bei Opiatabhängigkeit und schizophrenen Psychosen verordnet. 1937 entdeckte der Kinderarzt Charles Bradley, dass Amphetamin auf hyperkinetische Kinder paradoxerweise eine beruhigende Wirkung hatte, woraufhin es zur Behandlung von ADHS (Aufmerksamkeitsdefizit-Hyperaktivitätssyndrom) eingesetzt wurde. Im selben Jahr testete ein früherer Assistent von Gordon Alles, Myron Prinzmetal, Benzedrin® erfolgreich an Patienten mit Narkolepsie (Rasmussen 2006).

1934 begann in Deutschland ebenfalls die Forschungsarbeit an einer Substanz zur Behandlung von Atemwegserkrankungen und depressiven Verstimmungen. Man war auf der Suche nach einer preisgünstigeren Alternative zum US-amerikanischen Benzedrin®, jedoch basierte die Forschung auf dem Amphetaminabkömmling Methamphetamin. Diese dem Amphetamin sehr ähnliche Substanz war 1919 erstmals in Japan mit dem Ziel synthetisiert worden, die medizinische Wirkung von Ephedrin durch eine synthetisch hergestellte, in ihrer chemischen Zusammensetzung leicht veränderte

Substanz zu steigern und zu verbessern. Damals war als Ausgangsstoff immer noch das teure Ephedrin verwandt worden, nun sollte nach einem effizienten und kostengünstigen Syntheseverfahrens für Methamphetamin gesucht werden. Tatsächlich gelang es den Chemikern, aus chemischen Abfallprodukten der Industrie Methamphetamin vollsynthetisch herzustellen. 1937 wurde dieses Verfahren patentiert und der Wirkstoff Methamphetamin unter dem Handelsnamen Pervitin® ab 1938 auf den Markt gebracht. Pervitin® geriet jedoch bald in den Verdacht, gesundheitliche Schäden herbeizuführen, und wurde daher bereits 1941 unter das Reichsopiumgesetz gestellt, das dem heutigen Betäubungsmittelgesetz entspricht (Unger 1994).

Während des Zweiten Weltkriegs wurden sowohl Amphetamin als auch Methamphetamin von den Großmächten beider Seiten in großen Mengen hergestellt (laut Literaturangaben Tabletten bzw. Einzeldosen im zwei- bis dreistelligen Millionenbereich) und den Soldaten systematisch verabreicht. In der Nachkriegszeit kam es z. B. in Japan zu einem nahezu epidemieartigen Anstieg des Methamphetamin-Konsums.

Erste Berichte in den Medien über den Konsum von Amphetaminen als Rauschmittel aufgrund ihrer stimulierenden Eigenschaften gab es bereits Mitte der 1930er Jahre aus den USA, wo Collegestudenten vor Prüfungen Benzedrin® einnahmen, um die Leistungsfähigkeit zu steigern. In den 1940er Jahren war der Amphetamin-Konsum in den USA auch in andere Gesellschaftsschichten vorgedrungen, vor allem für Filmschaffende und Künstler war ein regelmäßiger Konsum gebräuchlich. Zwar wurde Benzedrin® 1937 in den USA verschreibungspflichtig, dennoch war es aufgrund der breit gefächerten medizinischen Anwendung weiterhin leicht zu bekommen (Rasmussen 2006).

Mediale Berichte über den Konsum von Amphetamin zur Verbesserung von Leistungsfähigkeit und Steigerung des Wohlbefindens trugen auch in Europa zur Popularität der Substanz bei, hier erfreute sich Amphetamin in Künstler- und Intellektuellenkreisen ab Anfang der 1940er Jahre immer größerer Beliebtheit. Die fortschreitende Verbreitung in den 1950er und 60er Jahren führte zu mehr und mehr Konsumentengruppen auch in der Allgemeinbevölkerung (z. B. Hausfrauen, Sportler, Fahrer im Fernverkehr). In den USA wurden die Inhalationspräparate von den zuständigen Behörden aufgrund des zunehmenden Missbrauchs 1959 vom Markt genommen. Ein neuer Methamphetamin-Inhalator erhielt 1960 noch eine Zulassung für den amerikanischen Markt, er wurde jedoch bereits fünf Jahre später von den gleichen Behörden verboten. 1970 wurde Amphetamin in den USA in die Verordnung für Rauschmittel aufgenommen, in Deutschland war Benzedrin® sogar bis 1981 frei verkäuflich und wurde erst dann dem Betäubungsmittelgesetz unterstellt. In den 1970ern war der regelmäßige Konsum von Amphetamin in Deutschland und den anderen europäischen Industriestaaten eher auf eine umschriebene Gruppe von Intellektuellen und Künstlern mittleren Alters beschränkt. Methamphetamin spielte nach dem militärischen Einsatz im Zweiten Weltkrieg in Deutschland oder vergleichbaren Industriestaaten kaum eine Rolle, löste in den USA jedoch nach Ende des Weltkriegs das Amphetamin in seiner weiten Verbreitung als Psychostimulans größtenteils ab. Aktuell werden Amphetaminderivate in der Medizin zur Behandlung von ADHS und Narkolepsie eingesetzt, ihre Verordnung unterliegt ebenfalls dem Betäubungsmittelgesetz (▶ **Kap. 5.3.1**).

3.1.2 MDMA/Ecstasy

Die Firma Merck erhielt 1912 ein kaiserliches Patent auf eine als Methysafrylamin bezeichnete Substanz, die als Zwischenstufe bei der Herstellung des medizinischen Wirkstoffs Hämostatin entstand. Chemisch handelte es sich hierbei um Methylendioxymethamphetamin (MDMA), über dessen Wirkung oder mögliche Anwendungsgebiete zunächst jedoch nichts bekannt war. Seitens der Firma Merck fanden zur damaligen Zeit offenbar keine pharmakologischen Untersuchungen statt. Für die weithin verbreitete Meinung, man habe einen »Appetitzügler« auf den Markt bringen wollen, gibt es keine Hinweise. Erst 1927, als man die strukturelle Ähnlichkeit zu anderen Substanzen wie Ephedrin und Adrenalin entdeckte, wandte sich die Firma der Erforschung von MDMA zu. Es wurden Effekte auf die Muskulatur und den Glukosehaushalt sowie die Toxizität, also die Schädlichkeit für den Organismus, untersucht. Merck stellte die Tests aus Kostengründen ein, die vorläufigen Ergebnisse wurden nie veröffentlicht. Erst 1959 führte Merck erneut Testreihen durch, auch über diese Untersuchungen weiß man lediglich, dass MDMA nicht am Menschen getestet wurde (Freudenmann et al. 2006).

Zur gleichen Zeit befassten sich auch das US-amerikanische Militär und die polnischen Chemiker Biniecki und Krajewski mit MDMA. Die USA untersuchten die Substanz 1953 zunächst unter Geheimhaltung. Nach der Aufhebung der Geheimhaltung im Jahr 1973 wurden v. a. verhaltensrelevante und toxikologische Untersuchungen veröffentlicht. Die polnischen Chemiker beschrieben v. a. alternative Synthesemethoden von MDMA, sie interessierten sich jedoch nicht für die Wirkung der Substanz (Pentney 2001).

Der Biochemiker und Pharmakologie Alexander Shulgin beschrieb 1978 als Erster die psychotrope Wirkung von MDMA auf den Menschen, nachdem er die Substanz aus Neugier resynthetisierte und im Selbstversuch testete. Er hatte von einer Studentin über die Empathie steigernde, euphorisierende Wirkung gehört und beschrieb nach seinem Selbstversuch ein klares, reines Gefühle der Euphorie (»I feel absolutely clean inside, and there is nothing but pure euphoria. I have never felt so great, or believed this to be possible. The cleanliness, clarity and marvelous feeling of solid inner strength continued throughout the rest of the day«, Shulgin und Shulgin 1991, S. 736). Shulgin empfahl die Substanz aufgrund seiner Erfahrungen seinem Kollegen Leo Zeff, der als Psychotherapeut tätig war und in MDMA eine große therapeutische Potenz sah. Er bereiste mehrere Jahre die USA, um seinen Kollegen MDMA für den Einsatz im psychotherapeutischen Setting näherzubringen (▶ **Kap. 5.3.2**).

Zu Beginn der 1980er Jahre befand sich MDMA unter der Bezeichnung ADAM bereits in vielen psychotherapeutischen Praxen in den USA im Einsatz, erfreute sich jedoch auch aufgrund seiner Wirkung als Rauschmittel auf Partys zunehmender Beliebtheit. Der heute gebräuchliche Name »Ecstasy« war bereits Anfang der 1980er Jahre bekannt und geht auf einen Drogendealer aus San Francisco zurück, der sich diesen »Markennamen« aufgrund der Wirkung von MDMA einfallen ließ. Die Substanz fand ihren Weg zurück nach Europa hauptsächlich über amerikanische Touristen auf Ibiza, die Ecstasy in der stetig wachsenden Techno- und Clubszene populär machten. Zu diesem Zeitpunkt war MDMA in den USA noch »verkehrsfähig«, d. h., es konnte legal gehandelt werden, was die Verbreitung nach Europa begünstigte. Von Ibiza wurde die »Tanzdroge« von den DJs und den europäischen Touristen weitergetragen, so dass Ibiza in der Mitte der 1980er Jahre den Spitznamen »XTC-Island« erhielt. Die Verbreitung und der Konsum vom MDMA waren zur Blütezeit der Elektro- und Technoszene mit seinen Massentanzveranstaltungen, den »Raves«, in den 1990er Jahren auf ihrem Höhepunkt (Pentney 2001).

In England wurde die Substanz bereits 1977 zur »Schedule I drug« und somit illegal. Deutschland folgte auch hier erst deutlich später, nämlich 1986, als MDMA in den Anhang I für psychotrope Substanzen des Betäubungsmittelgesetzes aufgenommen wurde (Anhang I: nicht verkehrsfähig, nicht verschreibungsfähig). Die USA erklärten MDMA 1985 zunächst temporär, dann dauerhaft als illegal (Pentney 2001).

Seit ungefähr Mitte der 1990er Jahre sind verschiedene Derivate, also Abkömmlinge des ursprünglichen MDMAs auf dem Markt aufgetaucht, die aufgrund der o. g. Definition einer Designerdroge am ehesten entsprechen. Hierzu gehören vor allem Methylendioxyethylamphetamin (MDE) und Methylaminomethylendioxyphenylbutan (MBDB). Methylendioxyamphetamin (MDA) wird zuweilen ebenfalls zu den Designerdrogen gezählt. Dies ist allerdings falsch, da die Substanz bereits vor MDMA bekannt war und somit kein Abkömmling ist. Von allen Ecstasyvarianten ist MDMA mit Abstand am weitesten« verbreitet.

3.2 Chemische Struktur der synthetischen Drogen

Amphetamin, Methamphetamin und MDMA lassen sich nach unterschiedlichen Gesichtspunkten verschiedenen Substanzklassen zuordnen. Am häufigsten jedoch wird die strukturelle Ähnlichkeit aller drei Substanzen zugrunde gelegt und Amphetamin, Methamphetamin und MDMA zu den Amphetaminen gezählt. Diese Nomenklatur ist für den Laien etwas unglücklich gewählt, da der Unterschied zwischen der Gruppenbezeichnung und der einzelnen Substanz lediglich durch den Plural Amphetamine vs. Singular Amphetamin ausgedrückt wird.

Definition
Im Folgenden werden wir die Gruppe der Amphetamine als *ATS (amphetamin-type stimulants)* bezeichnen, um den Unterschied zur Einzelsubstanz deutlicher zu machen. Dieser Ausdruck ist im englischsprachigen Raum gebräuchlich und bezieht sich auf die chemische Struktur von Amphetamin, die als »Grundgerüst« allen Substanzen dieser Klasse zugrunde liegt (▸ **Abb. 8**). Diesem Grundgerüst ist im Falle des Methamphetamin noch eine Methylgruppe, d. h. ein Kohlenstoff- und zwei Wasserstoffatome, hinzugefügt worden, was allerdings nicht bedeutet, das aus der Substanz Amphetamin durch eine chemische Reaktion Methamphetamin entstehen kann. Die Synthesewege beider Substanzen ebenso wie die dazu benötigten Ausgangsstoffe sind verschieden und gleichen sich lediglich in ihren Ergebnissen. Dies gilt insbesondere auch für MDMA, das chemisch gesehen ein ringsubstituiertes Amphetamin ist, jedoch in seiner Synthese nichts mit Amphetamin zu tun hat und auch nicht aus diesem hergestellt werden kann, wie der Name vielleicht vermuten ließe. Trotz der abweichenden Herstellung sind die Substanzen chemisch eng verwandt. Wie bereits in der Geschichte der Substanzen

herausgearbeitet wurde (▶ **Kap. 3.1**), sind vor allem Amphetamin und Methamphetamin dem natürlich vorkommendem Wirkstoff Ephedrin nachempfunden und auch MDMA besitzt eine verwandte Struktur. Biochemisch ist Phenethylamin das Grundgerüst aller Amphetaminderivate wie auch vieler körpereigener Stoffe, wie den Stresshormonen Adrenalin und Noradrenalin und den Botenstoffen Dopamin und Serotonin, die im Gehirn vorkommen und zum großen Teil für die Wirkung der Substanzen verantwortlich sind.

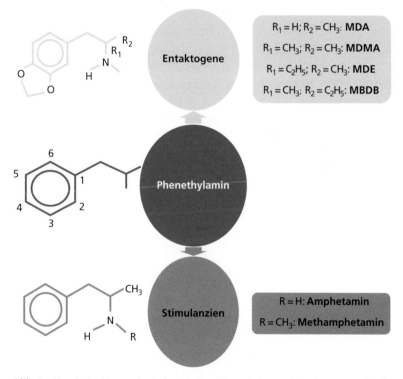

Abb. 8: Chemische Verwandtschaft zwischen Phenethylamin, Stimulanzien und Substanzen der Ecstasy-Gruppe (alle zusammengefasst unter *amphetamine-type stimulants*)

Weil ATS eine aufputschende Wirkung haben, werden sie auch als Stimulanzien oder Psychostimulanzien bezeichnet. Aufgrund seiner besonderen Struktur und Wirkung nimmt MDMA eine Sonderstellung ein und ist nicht nur den ATS zuzuordnen, sondern auch mit den Halluzinogenen verwandt. Aufgrund seiner einzigartig Empathie steigernden und euphorisierenden Wirkung, die bei den Konsumenten ein Gefühl von Nähe und Verbundenheit auslöst, wurde für MDMA der Begriff »entaktogen« vorgeschlagen, um dieser besonderen Rauschwirkung Rechnung zu tragen (Nichols 1986). Das Wort wird zusammengesetzt aus dem griechischen Begriff *en* = »in«, dem lateinischen *tangere* = »berühren« und dem griechischen *gennan* = »erzeugen«. Insgesamt lässt sich der Begriff »entaktogen« am besten mit »das Innere berühren« übersetzen und reflektiert die besondere Wirkung der Substanz, tief verborgene Gefühle an die Oberfläche zu bringen und eine starke Nähe zu anderen Menschen herzustellen. Nach und nach wurden eine Vielzahl von Derivaten, d. h. chemischen Abkömmlingen des MDMA, geschaffen, die der Definition nach einer Designerdroge entsprechen, da sie mit dem Ziel synthetisiert wurden, eine bereits vorhandene Rauschdroge und deren Wirkung nachzuahmen. Da Amphetamin und Methamphetamin ursprünglich als Medikamente synthetisiert wurden und deren berauschende Wirkung erst im Verlauf zutage trat, sind sie keine Designerdrogen im eigentlichen Sinne.

3.3 Konsummuster

3.3.1 Amphetamin und Methamphetamin

Amphetamin und Methamphetamin werden zumeist als Pulver oder in kristalliner Form verkauft. Amphetamin, umgangssprachlich als »Speed« oder »PEP« bezeichnet, ist weiß und wird in Deutschland für rund 5 bis 10 Euro/g angeboten. Methamphetamin, das auch »Crystal« oder »Crystal Meth« genannt wird, hat eine transparent-weiße bis leicht bräunliche Farbe (▶ **Abb. 9**). Es gibt auch andere Zubereitungsformen, die ausschließlich für den intravenösen Gebrauch hergestellt werden und eine eher ölige Konsistenz haben.

Die Reinheit von Amphetamin variiert innerhalb Europas sehr stark, meistens liegt sie zwischen 10 und 30 %. Untersuchungen der letzten Jahre finden z. B. nur 1 % Reinheit in Bulgarien, jedoch bis 30 % in Norwegen. Diese enorme Unreinheit führt beim Konsumen-

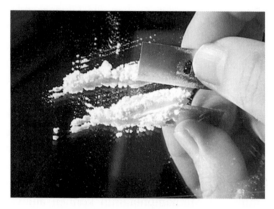

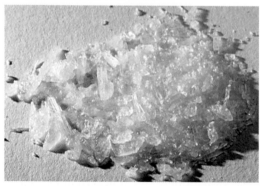

Abb. 9: Beispiel für Amphetamin (oben) und Methamphetamin (unten) (Quelle: www.keinkonsum.de/Metamphetamin.htm, Zugriff am 04.08.2014)

41

ten oftmals zu Unsicherheiten bei der Dosierung. Eine übliche Dosis reinen Amphetamins beläuft sich auf etwa 0,2 mg/kg Körpergewicht, bei 70 kg und 20 % Reinheit, also rund 70 mg Straßenamphetamin. Der übliche Handelspreis beläuft sich auf rund 10 Euro pro Gramm. Methamphetamin wird dahingegen meist in einer sehr hohen Reinheit von etwa 90 % zu einem Preis von rund 60 Euro pro Gramm angeboten. Übliche Dosen bei beginnenden Konsumenten bewegen sich zwischen 5 und 20 mg, bei wiederholtem Gebrauch deutlich mehr.

Als Streckmittel für Amphetamin werden unterschiedliche Inhaltsstoffe verwandt, zumeist Zucker wie Glucose oder Milchzucker, Koffein, Backpulver oder in seltenen Fällen auch Waschmittel. Manchmal sind auch Stoffe zugesetzt wie Ephedrin oder illegale Substanzen wie Ketamin. Insgesamt sind die dem Konsumenten zugänglichen Chargen von sehr unterschiedlicher Qualität aufgrund dieser stark variierenden Beimengungen. In der Praxis bedeutet das, dass sich die Konsumenten je nach Konsumart einem großen Risiko aussetzen und es zu unerwünschten Wirkungen aufgrund dieser Streckmittel kommen kann, je nachdem wie »invasiv« der Konsum ist. Hierbei gilt als Faustregel: je invasiver, desto risikobehafteter ist der Konsum.

Amphetamin und Methamphetamin können auf verschiedene Weise konsumiert werden, man kann sie schlucken, inhalieren oder injizieren. Am gebräuchlichsten ist jedoch die Inhalation des Pulvers durch die Nase, das »Schnupfen« oder »Ziehen« mit einem aufgerollten Geldschein oder mittels eines »Ziehröhrchens«. Weniger verbreitet ist das Rauchen von Amphetamin und v. a. Methamphetamin »vom Blech«. Dabei wird das Pulver auf Alufolie durch Erhitzen verdampft und der Rauch inhaliert. Der intravenöse Konsum stellt in Europa eher die Ausnahme dar und beschränkt sich zumeist auf Konsumenten mit einem polyvalenten Abhängigkeitsmuster. Er ist mit den bekannten starken Risiken für Infektionen wie lokale Abszesse, Hepatitiden, HIV u. a. verbunden. Auch beim Inhalieren birgt in der Praxis das Teilen eines Geldscheins oder »Ziehröhrchens« gewisse Risiken, da man sich durch Tröpfcheninfektion mit den üblichen übertragbaren Krankheiten infizieren kann. Zusätzlich treten beim Inhalieren häufig Schäden an der Nasenschleimhaut auf. Der Wirkeintritt ist je nach Konsumart unterschiedlich. Am schnellsten entfalten die Substanzen ihre Wirkung beim Rauchen oder Injizieren, nämlich innerhalb von Sekunden. Beim Inhalieren durch die Nase tritt die Substanzwirkung nach einigen Minuten ein, während nach dem Schlucken von Amphetamin und Methamphetamin bis zu zwei Stunden vergehen können, bis sich die Wirkung entfaltet. Die Substanzwirkung kann grob in verschiedene Phasen eingeteilt werden. In der ersten, je nach Konsumart rasch eintretenden »Rush«-Phase erlebt der Konsument eine Distanzierung von negativen, problematischen Emotionen, es kommt zu einem deutlich positiveren Selbstbild mit konsekutiver Selbstüberschätzung, Euphorisierung, Taten- und Rededrang, Appetit- und Schlaflosigkeit. Dieser erste »Rush« hält je nach Art des Konsums und der Gewöhnung an die Substanz zwischen 3 und 8 Stunden an. Diese als besonders angenehm erlebte Substanzwirkung wird v. a. von regelmäßigen Konsumenten mit kritischem Konsum über mehrere Tage hingezogen, wobei aufgrund der Gewöhnung immer höhere Dosierungen eingenommen werden müssen, um den gleichen Effekt zu erreichen. In der Literatur sind Wachphasen von bis zu 15 Tagen beschrieben, üblicherweise berichten Konsumenten jedoch von 3 bis 5 wachen Nächten. Wenn die Wirkung nachlässt, kommt es zu einer deutlich negativeren Färbung der Emotionen, es können Ängste und Antriebsstörungen auftreten. Bei starken Konsumenten und nach langer Wachphase können diese negativen Erlebnisweisen sehr stark ausgeprägt sein. Diese Phase wird im US-Amerikanischen »Tweaking« oder »Tweaker« genannt, was dort als Begriff für ATS-Konsumenten in die Umgangssprache Einzug gehalten hat. Häufig findet der Konsument nicht mehr auf »natürliche« Weise Schlaf, so dass andere Substanzen, die sogenannten »Downer«, eingenommen werden müssen, um schlafen zu können. Hier findet sich ein breites Spektrum an Beikonsum von Medikamenten wie Benzodiazepinen bis hin zu Opiaten, häufig wird jedoch Cannabis in der Phase des

Abklingens der Rauschphasen und des Überganges in eine Ruhe- und Schlafphase eingenommen. Die Phase des Nachhol- oder Reboundschlafs kann eine unterschiedliche Länge haben. Auch hier finden sich in der Literatur Angaben bis zu 72 Stunden ununterbrochenen Schlafs, üblicherweise berichten Konsumenten jedoch über 12–18 Stunden Reboundschlaf, abhängig von den konsumierten »Einschlafhilfen«.

3.3.2 MDMA/Ecstasy

MDMA oder »Ecstasy«/»E« wird üblicherweise in Tablettenform konsumiert, die unterschiedliche Farben und Prägungen aufweisen können (▶ **Abb. 10**). Die Pillen enthalten durchschnittlich zwischen 70 und 120 mg MDMA, wobei die Konzentration erheblich schwanken kann.

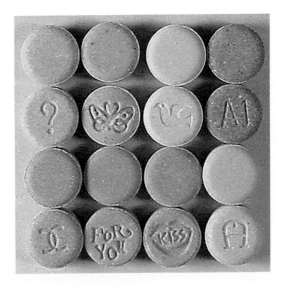

Abb. 10: Beispiele für Ecstasytabletten

Bis ungefähr Mitte der 1990er Jahre enthielten die als Ecstasy ver-
kauften Tabletten tatsächlich ausschließlich die vollsynthetische
Substanz 3,4-Methylendioxymethamphetamin, weshalb MDMA
und Ecstasy auch synonym verwandt werden. Seit Mitte der 1990er
Jahre enthalten die Tabletten, von Konsumenten auch »Pille« oder
»Teil« genannt, immer wieder auch andere ATS-Abkömmlinge wie
MDA oder MDE. Auch die Reinheit variiert stark, ohne dass über
die Jahre hinweg sichere Tendenzen der Wirkstoffkonzentratio-
nen abzulesen wären (www.eve-rave.ch/drugchecking, Zugriff am
04.08.2014). Hinzu kommen regionale Unterschiede in der Wirk-
stoffkonzentration, so dass Pillen gleicher Prägung nicht auf eine
Äquivalenz der Inhaltsstoffe schließen lassen. Nicht selten finden
sich allerlei Streckstoffe, ähnlich den Zubereitungen von Amphetamin und Methamphetamin. Neben den o.g. ATS-Abkömmlingen
MDA, MDE etc. werden auch para-Methoxyamphetamin (PMA),
meta-Chlorphenylpiperazin (mCPP), Ephedrin, Koffein, Parace-
tamol, Milchpulver oder mCPP gefunden, selbst Placebotabletten
(ohne wirksamen Inhaltsstoff) sind im Umlauf. Zugleich erscheinen
immer wieder ungestreckte Tabletten mit teils sehr hohen MDMA-
Dosen. Schließlich wächst seit wenigen Jahren die Verbreitung von
MDMA in kristalliner oder Pulverform. Im Vergleich zu Tabletten
ist diese Darreichungsform außerordentlich rein und übersteigt die
gewohnte MDMA-Konzentration deutlich (EMCDDA 2013).

3.3.3   Mephedron

Mephedron (4-Methylmethcathinon/4-MMC, »Meph«, »Drone«,
»MCAT«), eine Cathinon-Variante, ist die verbreitetste Substanz
unter den »neuen Stimulanzien«. Es ist in seiner Erscheinungsform
quasi nicht von Amphetaminen zu unterscheiden und wird entweder nasal oder oral (z.B. als Pulver in Zigarettenpapier gerollt/»ge-
bombt«, als Kapsel oder in Tablettenform) konsumiert. Die üblich
orale Dosis liegt zwischen 75 und 175 mg bei einer durchschnittlichen Wirklatenz von 30 Minuten und einer Wirkdauer von rund

vier Stunden. »Gesnieft« setzt die Wirkung bereits nach wenigen Minuten ein und hält ca. 1–2 Stunden an (üblicher Dosisbereich ca. 50 mg). Von Konsumenten werden die akuten Effekte von Mephedron zwischen klassischen Stimulanzien (Amphetamin, Kokain) und Ecstasy angesiedelt (▶ **Kap. 5.1**). Anekdotisch werden allerdings die depressive Verstimmung in der Subakutphase und das Verlangen zur wiederholten Einnahme (»Nachlegen«) von den Konsumenten als deutlich gravierender erlebt.

3.3.4 Mischkonsum

ATS-Konsumenten betreiben meist einen Mischkonsum, bei dem zwei oder drei Substanzen entweder gleichzeitig oder je nach erwünschtem Effekt nacheinander konsumiert werden. Am Beispiel von Amphetamin-Usern gibt Abbildung 11 einen Überblick, welche Kombinationen gebräuchlich sind.

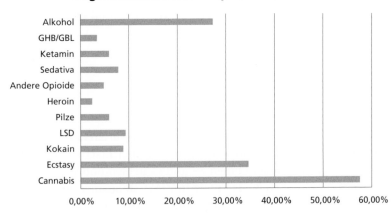

Abb. 11: Amphetamin-User: Art und Häufigkeit des Begleitkonsums bei derselben Gelegenheit (Milin et al. 2014)

Mehr als die Hälfte der Amphetamin-Konsumenten, die in erster Linie während des Ausgehens gebrauchen, nutzen zeitgleich Cannabis, etwa ein Drittel Ecstasy, gefolgt von Alkohol. Halluzinogene (Psilocybin-Pilze, LSD) und Kokain kommen in knapp 10 % der Fälle hinzu. Bei Usern von Crystal-Meth fällt der zusätzliche Konsum von Heroin (13 %), Kokain (18 %) und verschreibungspflichtigen Beruhigungsmitteln (17 %) auf (Milin et al. 2014). Dieser polyvalente Konsum birgt ein zusätzliches, unkalkulierbares Risiko. Klassische Risiken des Mischkonsums sind Austrocknung und Vergiftungen (Alkohol und Stimulanzien) oder sehr große Belastungen des Herz-Kreislauf-Systems (Cannabis, Ecstasy und/oder Stimulanzien).

4

Neurobiologie

4.1 Akutwirkungen

Die Wirkungen von Ecstasy (MDMA) und (Meth-)Amphetamin im Gehirn sind sehr komplex. Vereinfacht kann man sagen, dass beide Substanzen für eine vermehrte Ausschüttung sogenannter Monoamine sorgen. Monoamine gehören zu den Botenstoffen (Neurotransmitter), durch die Nervenzellen (Neurone) im Gehirn untereinander Informationen austauschen. Die Schnittstellen zwischen den Nervenzellen werden als Synapsen bezeichnet. Hier werden besagte Transmitter aus den Endigungen der Nervenzellfortsätze einer Zelle (Präsynapse) ausgeschüttet und gelangen an Rezeptoren, d. h. an Bindungsstellen an der Außenmembran einer zweiten Zelle (Postsynapse). Dadurch wird der Zustand der postsynaptischen Nervenzelle verändert. Die wichtigsten Botenstoffe, die durch Amphetaminderivate beeinflusst werden, sind Dopamin, Serotonin und Noradrenalin. Zusätzlich wirken ATS am sogenannten Transporter (Re-Uptake-Stelle) an der Membran der präsynaptischen Nervenzelle im Bereich der Synapse. Hierhin gelangen die Botenstoffe, nachdem sie ihre Wirkung an den postsynaptischen Rezeptoren entfaltet haben. Durch den Transporter werden die Botenstoffe wieder zurück ins Zellinnere des präsynaptischen Neurons geführt und danach in ihre Bestandteile zerlegt (▸ **Abb. 12**).

Hier kommen Amphetamine und Ecstasy ins Spiel und verhindern genau dies, indem sie diese Transporter blockieren (Wiederaufnahmehemmung). Dadurch bleiben die Neurotransmitter länger verfügbar, sie können länger an den Rezeptoren binden und entfalten somit stärkere Wirkungen an der postsynaptischen Zelle. Die Stärke, mit der eine Substanz an einem Teil der Nervenzelle (z. B. Rezeptor oder Transporter) bindet, bezeichnet man als Affinität.

Die höchste Affinität weisen Amphetamine (absteigend) zu Noradrenalin-, Dopamin– und Serotonin-Transportern auf. Sie bewirken

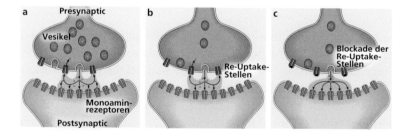

Abb. 12: Schematische Darstellung der Wirkung von Monoaminen: a) Präsynaptische Ausschüttung des Monoamins aus Vesikeln mit anschließender Bindung am postsynaptischen Rezeptor, dadurch Änderungen am postsynaptischen Membranpotenzial. b) Rückführung des Monoamins über präsynaptische Re-Uptake-Stellen. c) Erhöhung der Monoaminkonzentration durch Blockade der Re-Uptake-Stellen.

eine vermehrte Ausschüttung dieser Botenstoffe mit einer gleichzeitigen Wiederaufnahmehemmung der Transmitter. Allerdings scheint für die primäre neuropharmakologische Wirkung (psychomotorische Stimulierung) das Dopaminsystem entscheidend zu sein (Sulzer et al. 2005).

MDMA hat die höchste Affinität zu Serotonin-(5-HT)-Transportern (SERT) und bewirkt so eine vermehrte Ausschüttung von Serotonin mit einer gleichzeitigen Hemmung der Wiederaufnahme. Eine geringere Affinität liegt für den Noradrenalin- und Dopamin-Transporter vor. Schließlich hat MDMA direkte agonistische Wirkungen an verschiedenen anderen Rezeptoren (α_2-Adrenozeptoren, 5-HT_2- und 5-HT_1-Serotoninrezeptoren, Histamin-H_1- und Muskarin-M_1-Rezeptoren), diese Eigenschaften scheinen aber weniger wichtig für die psychotropen Wirkungen zu sein.

4.2 Schädigen Speed, Crystal und Ecstasy das Gehirn langfristig?

Neben der Aufschlüsselung der pharmakologischen Akuteffekte sind Neurowissenschaftler in den letzten Jahrzehnten vor allem der Frage nachgegangen, ob Amphetamine und MDMA für den Menschen neurotoxisch sind und bei Konsumenten zu langfristigen oder gar bleibenden Hirnschädigungen führen können. Diese Debatte wird seit rund 25 Jahren mit besonderer Leidenschaft insbesondere für MDMA geführt.

4.2.1 MDMA/Ecstasy

Serotonerge Neurotoxizität in Tierexperimenten

Tierexperimentelle Untersuchungen bei verschiedenen Spezies einschl. Primaten ergaben seit 1985 mehrfach Hinweise, dass MDMA und das MDMA-ähnliche MDA in hohen Dosen anhaltende Veränderungen serotonerger Systeme im Zentralen Nervensystem (ZNS) hervorrufen. Nach einmaliger Verabreichung lassen sich starke Veränderungen serotonerger Parameter in sehr vielen Hirnregionen über Tage bis zwei Wochen nachweisen. Nach wiederholter Verabreichung von hohen MDMA-Dosen innerhalb weniger Tage kommt es zu eindeutig neurotoxischen Schäden, die über Monate und Jahre persistieren können: Es kommt zu einer Verarmung des Hirngewebes an Serotonin (5-HT), seinem Hauptmetaboliten 5-Hydroxyindolessigsäure (5-HIAA) und der präsynaptischen Serotonintransporter (SERT), zu einer Abnahme der Konzentration von 5-HIAA im Liquor (Flüssigkeit, die Gehirn und Rückenmark umspült) und zu einer Aktivitätsminderung des Schrittmacherenzyms der Serotoninsynthese Tryptophanhydroxylase im Hirngewebe (Gouzoulis-Mayfrank und Daumann 2009). Histologische Untersuchungen zeigten, dass diese langfristigen Veränderungen nach MDA- und MDMA-Gaben durch eine Degeneration und Zerstörung serotonerger Nervenendigungen (Axonterminale) im gesamten Gehirn zu erklären sind.

Zusammenfassend gelten die langfristigen neurotoxischen MDMA-Effekte im Tierexperiment als gesichert. Der toxische Mechanismus ist allerdings noch nicht eindeutig geklärt. Mit hoher Wahrscheinlichkeit sind mehrere molekulare und pathophysiologische Abläufe im Zellstoffwechsel beteiligt. Hierzu zählen die induzierte Hyperthermie (Veränderung der Temperaturregulation mit moderater Erhöhung der Körpertemperatur), der verstärkte Metabolismus der Monoamine und die damit verbundenen exzitotoxischen Prozesse, Einflüsse auf immunologische und neuroendokrinologische Kaskaden, aber vor allem der oxidative Stress im

Rahmen sekundärer oxidativer Prozesse durch MDMA-Metaboliten, der zu einer vermehrten Bildung freier Radikale führt (Übersicht in Capela et al. 2008). Einige Studien zeigen eine direkte apoptotische Wirkung von MDMA auf neuronale Zellen, die vermutlich über eine agonistische, d. h. den Zelltod begünstigende Wirkung am 5-HT$_{2a}$-Rezeptor vermittelt wird (Stumm et al. 1999; Jimenez et al. 2004; Capela et al. 2007). Umgebungsbedingungen wie hohe Raumtemperaturen und Unterbringung in Käfigen mit vielen Versuchstieren verstärken die neurotoxischen Effekte von MDMA.

Zwischen verschiedenen Spezies und selbst zwischen unterschiedlichen Stämmen der gleichen Spezies gibt es deutliche Unterschiede in der Empfindlichkeit des Hirngewebes hinsichtlich der neurotoxischen Effekte von MDMA. Insgesamt zeigte sich beim Primatenhirn eine hohe Empfindlichkeit mit ausgedehnter Degeneration serotonerger Nervenendigungen und schwacher Regeneration nach Beendigung der Exposition. Während im Rattenhirn 12 Monate nach der MDMA-Exposition eine weitgehende Regeneration der geschädigten Axonterminale zu finden ist, zeigten sich im Primatenhirn 18 Monate und sogar noch 7 Jahre nach der MDMA-Exposition deutliche strukturelle Veränderungen: In kortikalen Hirnarealen (Hirnrinde) waren die regenerativen Vorgänge überwiegend schwach ausgeprägt (Hyporegeration), während in subkortikalen Strukturen teilweise abnorme überschiessende und aberrierende Reinnervationsmuster (Hyperregeneration) zu finden waren (Hatzidimitriou et al. 1999). Diese Befunde einer stärkeren Empfindlichkeit des Primatenhirns im Vergleich zu anderen Versuchstieren hatten einen wichtigen Einfluss auf die Entwicklung der Forschung beim Menschen.

Neurotoxizität beim Menschen

Die niedrigste MDMA-Dosis, bei der im Primatenhirn über Monate und Jahre persistierende neurotoxische Schäden nachgewiesen wurden, liegt bei 5 mg/kg Körpergewicht (KG) subkutan 2 Mal täglich über 4 Tage, d. h. insgesamt 40 mg/kg KG (Gouzoulis-Mayfrank und

Daumann 2009). Im Vergleich hierzu nehmen die meisten Ecstasy-Konsumenten am Wochenende eine bis zwei Tabletten Ecstasy á ca. 100 mg MDMA oder Analogon ein. Somit liegen die tierexperimentellen Dosen deutlich höher als diejenigen, eines durchschnittlichen Konsumenten.

Dennoch ist es vorstellbar, dass die kumulativ eingenommenen Dosen bei chronischem Konsum ähnliche neurotoxische Veränderungen beim Menschen hervorrufen könnten wie die höheren, innerhalb eines kurzen Zeitraumes verabreichten tierexperimentellen Dosen. Darüber hinaus sind die Dosen bei einer Untergruppe von starken Konsumenten durchaus mit den tierexperimentellen Dosen vergleichbar: Etwa 10–20 % der Ecstasy-Konsumenten entwickeln einen eskalierenden Konsum, wobei sie mehrmals in der Woche und bis zu 10 oder gar mehr Tabletten pro Abend konsumieren. Schließlich könnten der in der Regel bestehende Mischkonsum sowie die weiteren typischen Begleitumstände des Ecstasy-Konsums eine Potenzierung der neurotoxischen Effekte von Ecstasy mit sich bringen: Ecstasy wird überwiegend während Großparty-Veranstaltungen in überfüllten, überhitzten Räumen bei exzessiver körperlicher Belastung durch stundenlanges Tanzen und teilweise unzureichender Flüssigkeitszufuhr konsumiert. Somit geschieht der Konsum typischerweise bei hohen Körper- und Umgebungstemperaturen, die im Tierexperiment zu einer Verstärkung der Neurotoxizität durch MDMA führen. In der Zusammenschau erscheint es plausibel, dass die tierexperimentellen Daten relevant für den Humanbereich sein können und dass Ecstasy-Konsumenten in Abhängigkeit vom Ausmaß ihres Konsums sich der Gefahr einer neurotoxischen Hirnschädigung aussetzen.

Als möglicher Hinweis auf eine Schädigung serotonerger Neurone beim Menschen wurden bei einer Reihe von Studien niedrige Konzentrationen des Serotoninmetaboliten 5-HIAA im Liquor von Ecstasy-Konsumenten im Vergleich zu Kontrollgruppen nachgewiesen. Allerdings korrelierte nur in einer Studie die Konzentration von 5-HIAA mit dem Ausmaß des früheren Ecstasy-Konsums, womit die Interpretation der Befunde erschwert wird. Im Jahr 1998 erschien eine erste Untersuchung bei Ecstasy-Konsumenten mit der Positronen-Emissions-Tomografie (PET) und einer Substanz, die in vivo an die Serotonintransporter (SERT) im Gehirn bindet (sog. Ligand). Dabei zeigte sich eine niedrige Dichte der SERT im Vergleich zu Kontrollprobanden (McCann et al. 1998). Spätere Untersuchungen zeigten stärkere Auffälligkeiten bei weiblichen Konsumenten und eine (Teil-)Reversibilität des Befundes nach einjähriger Abstinenz (Übersicht in Gouzoulis-Mayfrank und Daumann 2009).

Abgesehen von den oben beschriebenen direkten neurotoxischen Effekten auf das serotonerge System werden durch den Konsum von Ecstasy weitere indirekte negative Folgen auf die Hirnfunktion und -struktur diskutiert. Diese können damit zusammenhängen, dass Serotonin mehr als nur ein Neurotransmitter oder Neuromodulator ist: Serotonin ist durch vasokonstriktorische Wirkungen an der Regulation der Hirndurchblutung beteiligt und es hat auch trophische Wirkungen aufs Hirngewebe. Zwar ergeben Untersuchungen mit Routineverfahren unauffällige Befunde, es liegen aber eine Reihe von Studien mit innovativen bildgebenden Verfahren der Kernspintomografie und -spektroskopie vor, die subtile Auffälligkeiten hinsichtlich regionaler Durchblutungsmuster, Hinweise auf eine Ausdünnung von Nervenendigungen (fraktionale Anisotropie/FA bei dem diffusion tensor imaging/DTI) sowie Hinweise auf neuronale Schädigung (Reduktion von Markern für die neuronale Integrität) und Gliaproliferation (MR-Spektroskopie) ergeben (Übersicht in Gouzoulis-Mayfrank und Daumann 2009).

In der Zusammenschau spricht vieles dafür, dass der MDMA-Konsum, insbesondere ein regelmäßiger und hochdosierter Konsum, dem Serotoninsystem und möglicherweise noch darüber hinaus der Gehirnfunktion und -struktur langfristig einen Schaden zufügt. Obwohl neuere Forschungsergebnisse für eine Reversibilität der Veränderungen nach längerer Abstinenz sprechen, wären dennoch persistierende funktionelle Auswirkungen bei den Konsumenten denkbar.

4.2.2 Amphetamin und Methamphetamin

Bereits seit den 70er Jahren des letzten Jahrhunderts ist bekannt, dass die Stimulanzien Amphetamin und noch stärker das Methamphetamin bei Versuchstieren zu toxischen Schäden serotonerger *und* dopaminerger Neurone führen. Dies bedeutet, dass das neurotoxische Potenzial der Stimulanzien viel länger bekannt ist im Vergleich zu Ecstasy. Jedoch beschäftigen sich Neurowissenschaftler erst in den letzten 10 Jahren mit der Frage, ob Konsumenten von Stimulanzien vergleichbare Schäden erleiden könnten. Dies scheint vor allem der Tatsache geschuldet zu sein, dass Amphetamine und verwandte Substanzen über Jahrzehnte als Medikamente eingesetzt wurden und auch heute noch zur Behandlung von ADHS und Narkolepsie eingesetzt werden, ohne dass klinische Hinweise auf neuronale Langzeitschäden aufgefallen wären. Dementsprechend ist die Literatur weniger umfangreich und es gibt weniger gesicherte Erkenntnisse im Vergleich zu dem Wissensstand über die neurotoxischen Wirkungen von Ecstasy.

Die Mechanismen, die den Zellschädigungen zu Grunde liegen, ähneln den Mechanismen bei MDMA. Ähnlich wie bei MDMA sind es auch die präsynaptischen Nervenendigungen, die vom neurotoxischen Prozess durch Amphetamine betroffen sind. Sehr gute Daten aus Studien an verschiedenen Spezies, einschl. Primaten, gibt es zu dem Methamphetamin, das zu ausgedehnten Degenerationen der präsynaptischen Endigungen serotonerger und dopaminerger Nervenzellen im Gehirn führt. Die ausgeprägtesten Effekte betreffen die dopaminergen Zellen bzw. deren Endigungen im Striatum, einer Hirnregion mit besonderer Bedeutung für Antrieb, Aktivität und Bewegung. Übliche neurotoxische Dosen bei Primatenstudien betragen 4 bis 10 Verabreichungen von 5–10 mg/kg KG parenteral innerhalb von einem bis vier Tagen. Damit sind die tierexperimentellen Dosierungen sehr viel höher als die Dosen, die die meisten Konsumenten, selbst schwer abhängige Konsumenten zu sich nehmen. Dies mag auch ein Grund sein, weswegen die Frage nach neurotoxischen Wirkungen bei Konsumenten nicht bereits früher untersucht wurde. Jedenfalls zeigte eine Primatenstudie mit der Positronen-Emissions-Tomografie (PET), dass nach solchen Behandlungen mit Methamphetamin anhaltende Reduktionen der Serotonin- und Dopamintransporter (SERT und DAT) im Hirngewebe über mehrere Jahre persistieren können (Übersicht in Gouzoulis-Mayfrank und Daumann 2009).

Ähnlich wie bei den MDMA-Konsumenten, findet man auch bei Amphetamin-Konsumenten unauffällige Befunde bei bildgebenden Untersuchungen des Gehirns mit Routineverfahren, aber Auffälligkeiten im Vergleich zu Kontrollgruppen, wenn sensitivere Verfahren mit Forschungsprotokollen angewendet werden. In einer Übersichtsarbeit aus dem Jahr 2007 wurden die folgenden (subtilen) Befunde zusammengefasst: vergrößerte Volumina des Striatums (strukturelle Magnetresonanztomografie/MR), niedrige Konzentration der neuronalen Marker NAA-Acetylasparat und Kreatin in den Basalganglien (Striatum und Putamen; MR-Spektroskopie), niedrige Dichte der Dopamintransporter (DAT) und der D2-Dopaminrezeptoren im Striatum sowie der Serotonintransporter (SERT) und der vesikulären Monoamintransporter (VMAT2) in Subregionen des Striatums (PET und Single-Photon-Emissions-Tomografie/SPECT) und veränderter Glukosemetabolismus in limbischen und orbitofrontalen Regionen (Chang et al. 2007). Neuere Studien mit differenzierteren MR-Techniken zeigten eine Verdünnung kortikaler Strukturen (Daumann et al. 2011; Koester et al. 2012) und Veränderungen in mehreren kortikalen und subkortikalen Regionen einschl. des Striatums (Mackey et al. 2014), allerdings kann bei diesen Studien mit Mischkonsumenten nicht zwischen Effekten durch Amphetamine oder Ecstasy unterschieden werden.

In der Zusammenschau mehren sich die Hinweise, dass der Konsum von Stimulanzien und insbesondere ein regelmäßiger und hochdosierter Konsum von Methamphetamin anhaltende neurotoxische Veränderungen im Gehirn zur Folge haben kann, vor allem die dopaminergen Systeme betreffend. Allerdings ist die Evidenz insgesamt schwächer im Vergleich zu der Studienlage zu MDMA.

4.3 Was bedeuten die möglichen Schäden am Serotonin- und Dopaminsystem für die Konsumenten?

Was macht Serotonin?

Die Zellkörper der serotonergen Zellen liegen eng beieinander in den Raphekernen, einem relativ kleinen Gebiet im Hirnstamm. Mit ihren langen Nervenfortsätzen projizieren die serotonergen Zellen breitgefächert in praktisch alle kortikalen und subkortikalen Hirnregionen (▶ **Abb. 13**).

Serotonin ist als Neurotransmitter und Neuromodulator an vielen funktionellen Systemen im ZNS beteiligt, so z. B. an der Affekt- und Antriebsregulation, der Regulation von Schlaf und cirkadianen Rhythmen, Schmerzempfinden und vegetativen Funktionen sowie der neuroendokrinen Sekretion und der Regulation kognitiver und Informationsverarbeitungsprozesse. Die Wirkungen von Seroronin

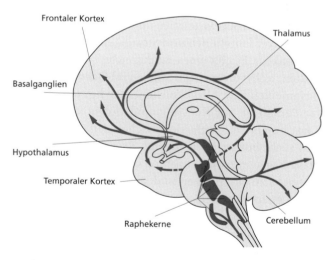

Abb. 13: Schematische Darstellung der wichtigsten serotonergen Bahnen im Gehirn

57

sind sehr komplex und werden durch eine Vielzahl postsynaptischer Serotoninrezeptoren vermittelt, deren Aktivierung unterschiedliche und teils konträre Effekte zur Folge hat. Generell scheint Serotonin für die »Feinabstimmung« und Stabilisierung der Transmission in den beteiligten neuronalen Netzwerken wichtig zu sein (Übersicht in Hüther und Rüther 2000). Dementsprechend lassen sich nach experimentell induzierten ausgedehnten Schädigungen des serotonergen Systems keine groben, leicht beobachtbaren Veränderungen im Verhalten von Versuchstieren nachweisen. Mit Hilfe spezieller, differenzierter Testverfahren können jedoch subtilere Defizite aufgedeckt werden.

Ein relativer Mangel an Serotonin wird vielfach in Zusammenhang mit psychischen Störungen, insbesondere mit Suizidalität, Aggressivität und Impulsivität diskutiert. Substanzen, die die Serotonintransporter (SERT) blockieren (Serotonin-Wiederaufnahmeinhibitoren/SSRIs), sind hochwirksame Medikamente zur Behandlung von Depressionen, Angst- und Zwangsstörungen.

Demnach wären als Konsequenzen einer möglichen Degeneration serotonerger Neurone bei Ecstasy-Konsumenten vielfältige Störungen wie depressive und ängstliche Verstimmungen, Störungen der Impulskontrolle, vegetative und Schlafstörungen, Veränderungen kognitiver Funktionen und Störungen der neuroendokrinen Sekretion denkbar. Es gibt eine umfangreiche Literatur zu allen diesen Aspekten, wobei die meisten Studien im Querschnittdesign Ecstasy-Konsumenten bzw. Mischkonsumenten hinsichtlich eines oder mehrerer Parameter mit Kontrollpopulationen vergleichen. Dabei werden fast immer Unterschiede zwischen den Gruppen berichtet, aber es ist nicht immer überzeugend, dass diese Unterschiede auf den Ecstasy-Konsum zurückzuführen sind. Die umfangreichste Studienlage gibt es zu psychischen und kognitiven Funktionen. Vor allem für die Letzteren spricht die Datenlage dafür, dass in Folge des MDMA-Konsums (in der Regel subtile) kognitive Defizite, insbesondere Gedächtnisprobleme, auftreten können. Nähere Ausführungen hierzu folgen im Kapitel 5.3.

Was macht Dopamin?

Die Zellkörper der dopaminergen Zellen liegen in zwei kleinen Regionen im Mittelhirn, in der sog. Substantia nigra und dem Ventralen Tegmentum. Sie projizieren in das Striatum, den frontalen Kortex (Hirnrinde) und das Cingulum sowie in verschiedene Kerne des limbischen Systems (▶ **Abb. 14**).

Dopamin ist essentiell für die Motorik (nigrostriatale Bahn). So kommt es bei einer Degeneration dopaminerger Zellen in der Substantia nigra zu der Parkinson'schen Erkrankung mit Bewegungsstarre (Hypo- oder Akinese), Muskeltonuserhöhung und Extremitätentremor (Zittern). Ferner ist Dopamin wichtig für Motivationsprozesse und das Belohnungssystem (mesolimbische Bahn), und schließlich spielt Dopamin eine wichtige Rolle bei kognitiven Prozessen, insbes. Arbeitsgedächtnis, exekutive Kontrolle, Planungs- und Handlungssteuerung (mesokortikale Bahn). Nach experimentell induzierten ausgedehnten Schädigungen des dopaminergen Systems zeigt sich bei Versuchstieren ein typisches Parkinson-Syndrom.

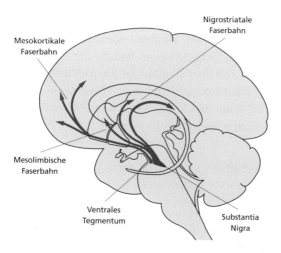

Abb. 14: Schematische Darstellung der wichtigsten dopaminergen Bahnen im Gehirn

Als klinischer Ausdruck einer Schädigung dopaminerger Fasern wären somit bei Amphetamin- und Methamphetamin-Konsumenten insbesondere Störungen der Motorik, und darüber hinaus kognitive Defizite und psychopathologische Auffälligkeiten denkbar. Die Literatur hierzu ist noch relativ jung und insgesamt spärlich. Daraus ergeben sich in der Tat Hinweise auf ein niedriges kognitives Leistungsniveau von Amphetamin-Konsumenten, das eine Folge des Konsums sein könnte (aber nicht muss!) (Dean et al. 2013). Auch hierzu folgen nähere Ausführungen im Kapitel 5.3.

4.4 Neurobiologie und Lernpsychologie der Suchtentwicklung

Mehr noch als die benannten Schädigungen von Nervenzellen durch den fortgeführten ATS-Konsum ist aus klinischer Perspektive die Frage nach der Suchtentwicklung von Interesse. Diese Frage ist vor allem für Amphetamin und Methamphetamin relevant, während MDMA und andere Substanzen der Ecstasy-Gruppe ein deutlich geringeres Suchtpotenzial besitzen. Bezogen auf die Neurobiologie lautet grundsätzlich die Frage: Welche Strukturen und Prozesse im menschlichen Gehirn sind an der Entwicklung einer Abhängigkeit beteiligt? Damit diese Frage trotz hoher Komplexität verständlich beantwortet werden kann, werden im Folgenden die wichtigsten Grundprinzipien vereinfacht erörtert.

Abhängiges Verhalten ist erworben. Sucht kann folglich als Lernstörung verstanden werden.

Während für den Erstkontakt vor allem Modelllernen eine Rolle spielt, sind für die Suchtentwicklung vor allem Konditionierungsprozesse von Bedeutung. Das Prinzip der klassischen Konditionierung bezeichnet im Rahmen der Suchtentwicklung das Phänomen, dass immer mehr Dinge, Orte, Beschäftigungen oder auch Gemütszustände mit dem Substanzkonsum verknüpft werden. Diese vormals noch neutralen Reize werden zunehmend zu konditionierten Reizen, lösen also z. B. Konsumverlangen aus. Während beispielsweise ein Individuum zunächst nur sporadisch auf ausgewählten Festivals Ecstasy zu sich nimmt, kommt es im Zuge einer regelmäßigen Einnahme auf Partys zu einer immer stärkeren Kopplung, die dazu führen kann, dass ein Ausgehen ohne Konsum unvorstellbar wird. Dieser Prozess wird durch operante Konditionierungserfahrungen des Konsums forciert, zunächst in Form einer gewünschten Substanzwirkung (z. B. »fit sein«, »sich sicher fühlen« = positive Verstärkung), später durch Wegfall eines unangenehmen Zustands (z. B. »keine Unruhe mehr haben« = negative Verstärkung).

Der zentrale Botenstoff bei der Suchtentwicklung ist Dopamin.

Jede Substanz mit Suchtpotenzial führt neben allen spezifischen Wirkmechanismen immer auch zu einer Ausschüttung von Dopamin. Dopamin moduliert maßgeblich das Belohnungslernen, nicht nur bei Drogen, sondern auch bei allen anderen Erfahrungen, die wir als angenehm (verstärkend) wahrnehmen: z. B. ein gutes Essen, ein niedliches Baby oder ein High-Score in einem Computerspiel. Entgegen der früheren Vorstellung, dass Dopamin selbst die Belohnung vermittelt, wissen wir heute, dass es eher die Belohnungserwartung, streng genommen den sog. Belohnungsvorhersagefehler, kodiert. Das Dopaminsystem wird aktiv, wenn Belohnungen unerwartet oder höher als erwartet ausfallen. In seiner sensiblen Ausbalancierung sorgt dieses System dafür, dass wir unser Verhalten entsprechend unserer Lernerfahrungen und Rückmeldungen bei Bedarf anpassen und neu ausrichten können. Zentrale Lernmechanismen sind oben benannte Konditionierungsprozesse.

Schlüsselmechanismen der Suchtgedächtnisentstehung sind Neuronale Plastizität und Langzeitpotenzierung.

Lernprozesse jeder Art führen zu Veränderungen neuronaler Verbindungen. Die Veränderbarkeit im Nervensystem wird als Plastizität bezeichnet. Werden benachbarte Nervenzellen, die über Synapsen in Verbindung stehen, wiederholt erregt, bilden diese Zellverbände mit der Zeit funktionell-anatomische Einheiten aus. Ein wichtiger Schlüsselprozess, der dieser neuronalen Plastizität zu Grunde liegt, ist die Langzeitpotenzierung (englisch: long-term-potentiation = LTP) bzw. der entgegengesetzte Prozess der Langzeitdepression (englisch: long-term-depression = LTD). Synaptische Verbindungen zwischen zeitgleich aktivierten Neuronen sind für eine gewisse Zeit leichter erregbar, die Verbindung zwischen den Nervenzellen wird also verstärkt, wodurch die Wahrscheinlichkeit der gemeinsamen Feuerung bei wiederholter Lernerfahrung deutlich erhöht wird (»neurons that fire together, wire together«, Hebb 1949). Auf diese Weise verfestigen sich Verhaltens- und Erlebensqualitäten sowie Gedächtnisinhalte, die dann als automatisierte Repräsentationen des Verhaltens und Erlebens rasch abgerufen werden. Dies betrifft auch Lernerfahrungen, die man in Zusammenhang mit Suchtstoffen macht. Mit jeder Einnahme von z. B. Amphetaminen verfestigen sich demnach die positiven (verstärkenden) Effekte und entsprechend die positive Erwartung an die Substanzeinnahme. Es kommt zu fortschreitender Ausrichtung von Aufmerksamkeit und Motivation auf die Substanz (»wanting«), also der Ausbildung eines Suchtgedächtnisses.

Bei regelmäßigem Konsum kommt es zu Gegenregulationen im Nervensystem.

Lebende Organismen folgen dem Prinzip der Homöostase. Das heißt, dass sie bestrebt sind, ein spezifisches Gleichgewicht herzustellen. Dies gilt auch für das Nervensystem. Wird von außen eine Substanz zugefügt, die das Gleichgewicht der Botenstoffe in Dysbalance bringt, verfügt das Nervensystem über unterschiedliche

Mechanismen, dieses Gleichgewicht wieder herzustellen. Der Abbau oder die Wiederaufnahme eines Transmitters kann beispielsweise beschleunigt, die Produktion gedrosselt werden, Rezeptoren können an Empfindlichkeit verlieren oder andere Botenstoffe werden vermehrt ausgeschüttet, um den Überschuss des freigesetzten Transmitters herunterzuregulieren (Antagonisierung). Diese und andere komplexe adaptive Prozesse können bei fortgeführtem Konsum langfristig bzw. dauerhaft persistieren, so dass es zu einer chronischen Reduktion von Monoaminen im Gehirn kommt. Dies bildet eine wichtige neuronale Grundlage für Toleranzentwicklung und daraus folgender Dosissteigerung. Darüber hinaus wird in dieser Depletion eine entscheidende biologische Ursache für die Entwicklung psychischer Störungen nach dauerhaftem Konsum gesehen. Ob und nach welcher Zeit sich derartige Veränderungen normalisieren und ob sie dies völlig oder nur teilweise tun, ist Gegenstand aktueller Forschung und Debatten.

63

5

Substanzwirkungen

Die Wirkungen von Substanzen können entlang zweier unabhängiger Dimensionen (orthogonale Achsen) klassifiziert werden. Auf der Achse Zeit kann zwischen akuten (direkt nach Einnahme), subakuten (Nachschwankungen meist innerhalb einiger Tage) und chronischen Effekten (langfristig über Monate und Jahre) unterschieden werden. Die zweite Achse repräsentiert den Wirkungsbereich (Domäne). Vereinfacht können wir klassischerweise zwischen körperlicher (somatischer), psychischer (Wahrnehmen, Denken, Emotionen) und behavioraler (verhaltensbezogener) Wirkung unterscheiden.

5.1   Akute und subakute Effekte

In einer Vielzahl von Studien sind in den zurückliegenden Jahrzehnten die akuten subjektiven Effekte des ATS-Konsums untersucht worden. Dabei lassen sich im Prinzip drei Arten von Studien unterscheiden. In retrospektiven Untersuchungen werden Konsumenten bezüglich ihrer bisherigen Erfahrungen mit ATS befragt. In Laborversuchen werden Probanden unter wissenschaftlichen Laborbedingungen Drogen verabreicht und bei Untersuchungen in situ werden Probanden direkt im typischen Konsumrahmen (z. B. auf Partys/ Raves) untersucht. Es liegt auf der Hand, dass die jeweiligen Untersuchungsdesigns Vor- und Nachteile haben. Beispielsweise kann man zwar unter Laborbedingungen recht sicher sein, dass das beobachtete und erfasste Verhalten und Empfinden der Effekt einer spezifische Substanz ist, deren Dosis kontrolliert und variiert werden kann. Dies vernachlässigt allerdings die natürliche Umgebung des typischen Konsums, die einen nicht unerheblichen Einfluss auf das Rauscherleben hat. Die Betrachtung der Substanzwirkungen im typischen sozialen Umfeld des Konsums stößt wiederum auf eine Vielzahl anderer möglicher Störeffekte und Einschränkungen; so kann man im Umfeld von Clubs lediglich kurze Screenings zu den Effekten durchführen und keine komplizierten Tests oder apparative Verfahren anwenden. Darüber hinaus ist die Akzeptanz derartiger Befragungen häufig gering.

Zusammenfassend führen Amphetamin und Methamphetamin im Vergleich zu MDMA zu einer stärkeren Aktivierung und Leistungssteigerung. Demgegenüber sind ihre Effekte auf das interpersonale Erleben und auf die Introspektion vergleichsweise unbedeutend. Beim unkomplizierten Rausch durch Amphetamine und Ecstasy treten keine halluzinatorischen Effekte auf und die Selbstkontrolle bleibt erhalten. Wahrnehmungsveränderungen wie verschwommenes Blickfeld, Nachbilder oder erhöhte Geräuschempfindlichkeit und Veränderungen in der Wahrnehmung von Zeit- und Raumdimensionen sind aber nach MDMA recht häufig. Somit sind die psychischen Effekte von MDMA deutlich komplexer im Vergleich zu Amphetamin und Methamphetamin.

5.1.1 Amphetamin und Methamphetamin

Frühe breit angelegte wissenschaftliche Studien wurden durch Bahnsen und Kollegen (1938) an etlichen Versuchspersonen in Dänemark durchgeführt. Ein Großteil der Probanden gab an, dass Amphetamin ihre Arbeitslust steigere. Zudem fühlten sie sich unter der Substanzwirkung humorvoller, gesprächiger, heiterer und belebter. Wenige Probanden berichteten von unangenehmen somatischen Begleitsymptomen wie Mundtrockenheit, Zittern, Kopfschmerzen und Muskelschwäche, zudem klagten mehrere Probanden über Schlafstörungen und verminderten Appetit. Diese frühen Befunde wurden in den Folgejahrzehnten mehrfach bestätigt.

Durch die stimulierende Wirkung auf den Sympathikus kommt es auf somatischer Ebene – ähnlich wie bei emotionaler Erregung – zur Erregung des autonomen Nervensystems. Herzschlag, Puls, Blutdruck und Atemfrequenz sind erhöht. Der Blutfluss in den Extremitäten verringert sich, während die großen Muskelgruppen stärker durchblutet werden. Schließlich weiten sich die Pupillen und die Körpertemperatur steigt leicht. Durch diese physiologische Erregung wiederum ergeben sich auf der Verhaltensebene (behaviorale Ebene) Effekte wie verminderte Müdigkeit, Appetitlosigkeit und erhöhte sowie verlängerte körperliche Leistungsfähigkeit.

Auch auf kognitiver Ebene wirkt Amphetamin leistungssteigernd. In einer Studie von Johnson und Kollegen (2000) konnte gezeigt werden, dass gesunde Probanden ihr Aufmerksamkeitspotenzial, ihr logisches Denkvermögen sowie auch ihre Leistungen in computerbasierten kognitiven Tests verbessern konnten, wenn ihnen zuvor Amphetamin verabreicht wurde. Wahrscheinlich ist dieser Effekt nicht linear, sondern er folgt eher einer umgekehrt U-förmigen Kurve (▶ **Abb. 15**). Demnach zeigen sich leistungssteigernde Effekte nur bis zu einer bestimmten Dosierung von Amphetamin. Bei Über-

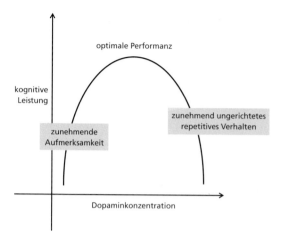

Abb. 15: Invertierter U-Graph zur schematischen Veranschaulichung des Zusammenhangs zwischen Dopaminkonzentration und kognitiver Leistung

dosierung oder chronisch hohem Konsum ist die Leistungsfähigkeit zunehmend eingeschränkt und das Verhalten ungerichtet repetitiv, da der Konsument an gleichen Vorstellungen, Denkmustern, Problemlösestrategien und Verhaltensweisen haften bleibt. Dieses stereotype Verhalten, auch »Punding« genannt (Rylander 1971), findet sich vor allem bei chronischen Amphetamin-Konsumenten.

Auf emotionaler Ebene wirkt Amphetamin euphorisierend und stimmungsaufhellend. Versuchspersonen berichten über ein Hochgefühl und erleben sich zudem selbstsicherer und selbstwirksamer, was sich unter anderem in gesteigerter Redseligkeit in sozialen Kontexten bemerkbar macht. Neben diesen emotionalen Effekten nutzen Anhänger der Technoszene die leistungssteigernde physiologische Wirkung der Droge, um nächtelang durchtanzen zu können.

Die Wirkung von Methamphetamin ist qualitativ mit der Wirkung von Amphetamin vergleichbar. Allerdings passiert das Molekül durch die Methylgruppe nahezu ungehindert die Blut-Hirn-Schranke und stellt damit ein deutlich potenteres und länger wirksames Derivat dar.

5.1.2 MDMA/Ecstasy

Die psychotropen Wirkungen von MDMA setzen in der Regel 20 bis 60 Minuten nach der Einnahme von gewöhnlich 75 bis 150 mg Reinsubstanz ein (Greer und Tolbert 1990). Das Wirkungsmaximum wird in der darauffolgenden Stunde erreicht. Nach weiteren zwei bis vier Stunden klingen die psychotropen Effekte langsam ab.

Die somatischen Akuteffekte von Ecstasy weisen eine starke Überlappung mit den klassischen Amphetaminen auf: beschleunigter Herzschlag, leichte Blutdrucksteigerung, gesteigerte Energie, erweiterte Pupillen und leicht erhöhte Körpertemperatur. Eher typisch für MDMA sind allerdings Mundtrockenheit, Übelkeit, Kieferklemme (Trismus) und Zähneknirschen (Bruxismus). Auf kognitiver Ebene entfaltet Ecstasy ein breit gefächertes Wirkspektrum, das von verwirrtem Denken, Vergesslichkeit, Konzentrationsproblemen, gesteigerter Aufmerksamkeit für das Hier und Jetzt bis hin zu einer subjektiv erhöhten Geistesgegenwärtigkeit und klarerem Denken reicht.

Besonders typisch sind neben einer allgemeinen Stimulierung und Euphorisierung meist intensive Gefühle der Nähe zu anderen Menschen. Verbunden ist dieses subjektive Erleben mit einer erhöhten Kommunikationsbereitschaft und einem gesteigerten Kontaktbedürfnis. Die Unterscheidungsfähigkeit zwischen der eigenen Person und der Umwelt, zwischen Selbst und Nichtselbst, ist auf kognitiver Ebene erhalten, allerdings erleben die Konsumenten emotional häufig eine verstärkte Empathie, Akzeptanz und Verständnis für Andere. Einige Konsumenten berichten über ekstatisch-mystische Verschmelzungserlebnisse. In vielen Fällen gehen diese Veränderungen im interpersonalen Erleben mit der Steigerung des Selbstwertgefühls einher. Außerdem beschreiben die Konsumenten eine Zunahme der Introspektionsfähigkeit. Die Ergebnisse einer systematischen anonymen Befragung von 100 MDMA-erfahrenen Studenten an zwei amerikanischen Universitäten, die mindestens einmal in ihrem Leben Ecstasy probiert haben, sind in Abbildung 16 dargestellt (Peroutka et al. 1988).

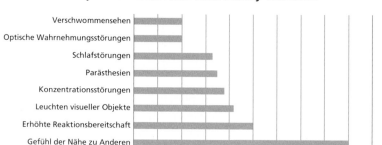

Abb. 16: Ergebnisse einer anonymen Befragung über subjektive Akuteffekte nach MDMA-Konsum (n = 100) (nach Peroutka et al. 1988)

Eine eindrucksvolle Beschreibung eines durch Ecstasy induzierten Rausches findet sich bei Möller und Mitarbeitern (1996). Der Konsument schildert seine erste Erfahrung mit MDMA folgendermaßen:

»Mein Hirn schien sich allmählich zu öffnen, ich spürte wie die ganze Energie vom Kopf durch den Körper in die Beine strömte und sich dann in den Armen und Fingern sammelte. Ich bekam panische Angst, fror, und plötzlich lief mir eiskalter Schweiß von der Stirn. Ich hörte auf zu tanzen, weil ich dachte, dass mein Kreislauf zusammenbricht. Ich suchte Halt an der Wand, ein Freund legte mir den Arm um die Schulter und sagte: ›Das geht vorüber‹, dann gab er mir zu trinken. Ich beruhigte mich langsam. Wenig später gab es plötzlich eine Explosion in meinem Kopf, als würde sich ein Vakuum hinter der Stirn mit Leben füllen. Ich fühlte mich an den Energiestrom der Musik und der Lichtquellen angeschlossen, sie durchströmten meinen ganzen Körper, der sich jetzt innerlich wohlig und warm anfühlte. Innerhalb kürzester Zeit verlor ich die Schwere in den Armen und malte zum Rhythmus der Musik pantomimische Figuren mit meinen Händen, als würde ich auf einem Piano spielen. Ich formte meine Hände, als würde ich einen Ball zwischen meinen Händen halten – so fing ich die Energieströme ein. Mein Körper bewegte sich automatisch, die Klänge erreichten mich wie ein Glockenspiel in der sensiblen Nische meines Hirns. Im Kopf öffnete sich die Schleuse einer hinteren Kammer, deren Türen im Zustand der Nüchternheit verschlossen scheinen« (Möller et al. 1996, S. 328).

69

Arbeiten aus der eigenen Arbeitsgruppe weisen darauf hin, dass die psychotropen Effekte interindividuell stark variieren. In einer Studie an 14 freiwilligen Probanden, die keine Drogen konsumierten, wurden die psychischen und neurobiologischen Wirkungen von MDE, einer MDMA-verwandten Substanz der Ecstasy-Gruppe, unter nüchternen Laborbedingungen untersucht. Bei allen Probanden setzte die Wirkung sehr plötzlich und intensiv nach unterschiedlich langer Zeit ein. Die ersten Minuten nach Wirkungseintritt waren von somatischen Sensationen wie vertieftem Atmen und verschwommen Sehen begleitet und führten bei einigen Probanden für kurze Zeit zu Irritationen und Ängstlichkeit. Bald darauf war bei den meisten Probanden eine starke subjektive Entspannung, innere Ruhe, Angstfreiheit und Zufriedenheit charakteristisch. Die subjektive innere Ruhe kontrastierte auffällig zu der gleichzeitig objektiv bestehenden, Amphetamin-ähnlichen Stimulierung. Diese vegetativen Begleiterscheinungen wurden von den Probanden kaum realisiert (Gouzoulis et al. 1992). Dieses für MDMA und ähnliche Substanzen charakteristische Phänomen der psychovegetativen Entkopplung (subjektive innere Ruhe und körperlich-vegetative Stimulierung) kann im tatsächlichen Konsumumfeld zu den immer wieder vorkommenden, z. T. ausgeprägten körperlichen Störungen wie Austrocknung und Kreislaufkollaps führen, wenn die Konsumenten die Warnsignale des Körpers nicht richtig wahrnehmen können bzw. nicht adäquat auf diese reagieren. Vor allem Durst, Schwindel und Herzrasen werden in diesem Sinne »ignoriert«, so dass manche Konsumenten buchstäblich bis zum Umfallen tanzen. Das als entaktogen beschriebene Wirkungsprofil (▸ **Kap. 3**) wurde in der Laborstudie bei wenigen Probanden beobachtet, die dem Eindruck nach durch vorbestehendes Wissen um die Substanzen eine entsprechende Erwartungshaltung hatten. Bei zwei von den 14 Probanden traten unangenehme Effekte im Sinne eines agitiert-dysphorischen Zustandes und einer psychotischen Symptomatik auf (Gouzoulis et al. 1992). Ähnliche und weitere unerwünschte Effekte werden auch von anderen Autoren berichtet.

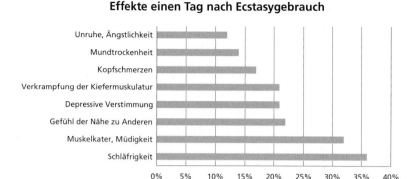

Abb. 17: Ergebnisse einer anonymen Befragung über subjektive Subakuteffekte nach MDMA-Konsum (*n* = 100) (nach Peroutka et al. 1988)

Zu den subakuten psychotropen Effekten des MDMA, die die Akutphase überdauern und selten länger als 48 Stunden anhalten, gehören überwiegend unerwünschte Begleiterscheinungen des Rausches (► **Abb. 17**; Peroutka et al. 1988).

Depressive Verstimmungen und Angstzustände, die mit Abklingen des Rausches einsetzen, können manchmal gravierend sein. Ferner werden als Neben- bzw. Nachwirkungen des MDMA-Konsums eine Abnahme des Schlafbedürfnisses, Appetitverlust, Gereiztheit, Konzentrationsstörungen, Verschlossenheit, Erschöpfungszustände, Sprechstörungen, herabgesetzte Libido, Rastlosigkeit und Gedächtnisstörungen genannt (Greer und Tolbert 1990).

5.1.3 Schwerwiegende akut-körperliche Komplikationen

Vor dem Hintergrund ihrer Eigenschaft als sogenannte indirekte Sympathomimetika, Stoffe also, die den Körper in eine erhöhte Alarmbereitschaft versetzen, kommt es in seltenen Fällen nach dem Konsum von ATS zu gravierenden Komplikationen, die bis zum Tod (Mortalität) führen können. Aktuelle Daten zu Mortalitätsraten liegen für England und Wales vor (Schifano et al. 2010). Von 1997 bis

71

2007 wurden 832 Todesfälle in Zusammenhang mit dem Konsum von Amphetamin und Methamphetamin registriert und 605 Todesfälle mit Ecstasy in Verbindung gebracht. Dies entspricht einer Rate von rund 18 Todesfällen auf 100.000 Konsumenten für Amphetamin und Methamphetamin und 11 Fälle für Ecstasy. In den meisten Fällen wurden zeitgleich andere Substanzen konsumiert (▸ Kap. 3), so dass ein monokausaler Zusammenhang schwierig herzustellen ist. Interessanterweise kehrt sich das Verhältnis um, wenn man junge Konsumenten mit Monokonsum vergleicht. In diesem Fall ist die Todesrate durch Ecstasy doppelt so hoch wie die von Amphetamin und Methamphetamin.

Schwerwiegende akute Komplikationen betreffen meist internistische und neurologische Parameter. Eine relativ seltene, aber sehr schwerwiegende Komplikation betrifft eine Störung der Regulation der Körpertemperatur (Thermoregulation). Dieses Syndrom wird mit dem Aufenthalt der Konsumenten in den überhitzten Räumen der Diskotheken, hohem Flüssigkeitsverlust durch stundenlanges Tanzen, unzureichender Flüssigkeitszufuhr und dem vegetativen Einfluss von Amphetaminen (vor allem MDMA) auf die Thermoregulation über serotonerge Mechanismen in Verbindung gebracht. In schwerwiegenden Fällen wird die Temperaturerhöhung von einer Blutgerinnungsstörung begleitet (disseminierte intravasale Gerinnung/DIC). In einigen Fällen sind ein zusätzlicher Muskelfaserzerfall (Rhabdomyolyse) und in der Folge ein akutes Nierenversagen nachweisbar. Offenbar ist das Auftreten dieser Krankheitsbilder von der Einnahmedosis unabhängig, denn bei den beschriebenen Patienten variierte der nachgewiesene MDMA-Spiegel im Blutserum sehr stark (Green et al. 2003). Bei einigen Konsumenten wurden erhebliche Elektrolytverschiebungen festgestellt (Natrium, Kalzium, Magnesium). Verantwortlich sind Mineralstoff- und Wasserverluste durch starkes Schwitzen. Zu denken ist auch an Verdünnungseffekte infolge erheblicher Flüssigkeitszufuhr (Wasserintoxikation).

Relativ häufig werden nach Konsum von ATS Kreislaufdysregulationen beobachtet. In wenigen Fallbeschreibungen wurde über einen plötzlichen Herztod nach dem Konsum berichtet. Bis heute kann jedoch nicht mit Sicherheit gesagt werden, ob der plötzliche Herztod alleine auf den Konsum zurückgeführt werden kann, oder ob bis dahin klinisch stumme Vorerkrankungen des Herzens zum tödlichen Kreislaufversagen beitrugen. Weitaus seltener werden Hirninfarkte beobachtet, deren Ursache nicht vollständig geklärt ist. Als auslösende Faktoren werden chemisch herbeigeführte Blutdruckkrisen und Gefäßwandveränderungen (Vaskulitiden) diskutiert. Hirnblutungen, die nach einer einzelnen Dosis aufgetreten sind, werden ebenfalls erwähnt, sind jedoch ausgesprochen selten. In den berichteten Fällen waren vorbestehende, aber bis dahin nicht bekannte Gefäßwandaussackungen in Kombination mit der substanzinduzierten Blutdruckerhöhung die vermutliche Grundlage für das Blutungsereignis.

Im Bereich des ZNS gehören auch zerebrale Krampfanfälle zu den häufigen Komplikationen. Ähnlich wie andere Substanzen bewirken ATS eine Herabsetzung der Krampfschwelle. Es ist allerdings anzunehmen, dass das Anfallsereignis, das typischerweise in der Frühphase der Rauschwirkung auftritt, nicht direkt mit der eingenommenen Dosis assoziiert ist, da die beobachteten Serumkonzentrationen im Blut der Patienten sehr variabel sein können.

Leberfunktionsstörungen gehören zu den relativ seltenen, aber potenziell schwerwiegenden Komplikationen des Konsums von ATS, insbesondere von Ecstasy. Das klinische Bild entspricht einer subakuten toxischen oder viralen Hepatitis verschiedenen Schweregrades. Die Patienten entwickelten typischerweise ihre Symptome wenige Tage nach der letzten Einnahme, und es konnte jeweils kein weiterer potenziell verantwortlicher pathogenetischer Faktor für die Hepatitis eruiert werden. Die meisten Patienten erholten sich, bei wenigen Patienten kam es jedoch zum Leberversagen, teilweise mit Todesfolge.

5.2   Chronische Effekte

5.2.1   Psychische Auswirkungen

Sowohl MDMA als auch Amphetamine können psychische Störungen induzieren, die über mehrere Wochen bis hin zu Monaten andauern können. Bei Amphetamin-Konsumenten kommen vor allem schizophrenieähnliche Psychosen mit Halluzinationen und Wahnvorstellungen vor, wobei es hier ein Zusammenspiel zwischen Substanzwirkung und der genetischen Prädisposition für eine Psychose zu geben scheint. Für dieses Zusammenspiel sprechen der Befund prämorbider schizoider und schizotypischer Merkmale und die Häufung von Schizophrenien und affektiven Störungen in den Familien von Methamphetamin-Konsumenten, die später eine Psychose entwickeln (Chen et al. 2005). Nach Ecstasy-Konsum sind affektive Störungen mit ängstlich-depressiver Symptomatik häufiger (▶ **Kap. 1**, Fallvignette 1). Die diagnostischen Kriterien für diese Störungen finden sich im Kapitel 8.6.

Über die zeitlich abgegrenzten, substanzinduzierten Störungen hinaus finden sich bei einer Reihe von Untersuchungen mit Konsumenten von ATS erhöhte Werte für Depressivität, Ängstlichkeit, Impulsivität, emotionale Instabilität sowie für ein generell höheres psychisches Beschwerdeniveau, und es findet sich eine auffällige Komorbidität insbesondere mit Angst- und depressiven Störungen. Dabei wird ein möglicher Zusammenhang mit den neurotoxischen Wirkungen der Substanzen auf das dopaminerge und serotonerge System diskutiert. Es finden sich jedoch keine konsistenten, richtungsweisenden Assoziationen zwischen psychometrischen Scores und dem Ausmaß des ATS-Konsums. Somit können die vielfach festgestellten emotional-instabilen und impulsiven Persönlichkeitszüge bzw. das allgemein hohe psychische Belastungsniveau auch als prädisponierende Faktoren *für* eine generelle Affinität zu Drogen gewertet werden.

In die gleiche Richtung geht eine großangelegte prospektive Untersuchung, bei der ein Kollektiv von ca. 2.500 Jugendlichen und jungen Erwachsenen über einen Zeitraum von vier Jahren bezüglich Drogenkonsums und Psychopathologie untersucht wurde (Lieb et al. 2002). Bei den Ecstasy-Konsumenten fanden sich deutlich gehäuft Hinweise auf klinisch relevante Depressionen, Angststörungen und somatoforme Störungen, diese waren aber überwiegend bereits vor Beginn des Ecstasy-Konsums nachweisbar. Ähnlich war bei einer weiteren Längsschnittstudie, bei der ca. 1.500 Kinder über einen Zeitraum von 14 Jahren nachverfolgt wurden, eine vorausgehende Angst- und Depressionssymptomatik im Kindesalter mit einem mehr als 2-fach erhöhten Risiko verbunden, später Ecstasy zu konsumieren (Huizink et al. 2006). Die Autoren dieser methodisch sehr anspruchsvollen Studien sprechen sich dafür aus, dass die komplexen Zusammenhänge zwischen Ecstasy-Konsum und psychischen Störungen eher als Begünstigung des Konsums durch psychische Probleme – und nicht umgekehrt – zu verstehen sind. Diese Befunde schließen natürlich nicht aus, dass der Konsum von ATS insbes. bei vulnerablen Personen zur Manifestation anhaltender psychischer Störungen beitragen kann.

Als Beispiel für einen solchen Zusammenhang wurde immer wieder in der Literatur diskutiert, ob Amphetamin-induzierte Psychosen in Schizophrenien übergehen können, d. h., ob der Amphetamin-Konsum als Risikofaktor für die Schizophrenie angesehen werden kann. Aus großen prospektiven epidemiologischen Studien wie die Dunedin- oder die Christchurch-Studie ergaben sich entsprechende Hinweise nur für Cannabis, aber nicht für Stimulanzien (Arsenault et al. 2002; Fergusson et al. 2003, 2005). Allerdings ist es denkbar, dass die statistische Power bei diesen Studien mit jeweils »nur« etwas mehr als 1.000 Teilnehmern nicht ausreichte, um einen möglichen Effekt nachzuweisen. Interessanterweise erbrachte eine neuere retrospektive Auswertung eines sehr großen Datensatzes von über 40.000 stationären Behandlungen von Methamphetamin-Konsumenten in den USA, dass sie – ähnlich wie Cannabis-Konsumenten – in den darauffolgenden Jahren gehäuft wegen einer

Schizophrenie behandelt wurden (Callaghan et al. 2012a). Selbstverständlich haben solche retrospektiven Studien viele Probleme und methodische Schwächen, allerdings könnte diese wichtige Studie durchaus auf einen echten Effekt hinweisen.

5.2.2 Auswirkungen auf kognitive Funktionen

Ecstasy und Kognition

Bereits Anfang der 1990er Jahre erschien der erste Bericht über kognitive Störungen bei Ecstasy-Konsumenten. Seitdem ist eine sehr umfangreiche Studienlage zu dieser Thematik akkumuliert, die bemerkenswert konsistent ist. Zunächst wurden viele Querschnittstudien mit Ecstasy-Konsumenten, Mischkonsumenten und Kontrollgruppen publiziert, die zwar teilweise einige methodische Mängel aufwiesen, aber insgesamt zeigten, dass Ecstasy-Konsumenten relativ schlechte Gedächtnisleistungen sowie teilweise schwache zentrale exekutive Funktionen und eine auffällige kognitive Impulsivität aufwiesen, während andere Funktionen wie z. B. Aufmerksamkeit, Vigilanz und Interferenz sich überwiegend ungestört darstellten. Diese konsistent an unterschiedlichen Kollektiven festgestellte Umgrenzung der Auffälligkeiten sowie die regelhaft gefundenen Assoziationen zwischen schlechten Gedächtnisleistungen und längerdauerndem bzw. stärkerem Ecstasy-Konsum legen nahe, dass die relativen kognitiven Defizite sich als Folge des Konsums entwickeln und nicht bereits primär bestanden (Übersicht in Gouzoulis-Mayfrank und Daumann 2009). Überwiegend werden die (relativen) kognitiven Defizite von Ecstasy-Konsumenten mit dem neurotoxischen Potenzial von MDMA bezogen auf das serotonerge System in Zusammenhang gebracht. Dabei wird vermutet, dass die konsistent gefundenen Gedächtnisprobleme mit einer besonderen Vulnerabilität des Hippocampus, einer für das Gedächtnis essentiellen Hirnregion, für die neurotoxischen Substanzwirkungen zusammenhängen könnten. Die kognitiven Defizite sind zwar in der Regel relativ subtil, bei einigen starken Konsumenten finden sich jedoch stärkere Beeinträchtigungen, die die Betroffenen selbst im Alltag deutlich wahrnehmen. Selbst subtile Defizite könnten aber bei jungen Menschen potenziell mit den Ausbildungs- und Berufszielen interferieren und somit bedeutsam werden.

Derzeit ist noch unklar, welche Faktoren die individuelle Empfindlichkeit oder die Schwellendosis beeinflussen und ob die Störungen nach längerer Abstinenz reversibel sind. Wenige Längsschnittstudien mit Follow-up-Zeiträumen von einem bis drei Jahren haben hierzu widersprüchliche Ergebnisse erbracht (Übersicht in Gouzoulis-Mayfrank und Daumann 2009). Wichtig und besorgniserregend sind die Ergebnisse zweier methodisch anspruchsvoller prospektiver Studien, die zeigen konnten, dass Merkfähigkeit und Lernleistungen selbst nach einem relativ moderaten oder gar minimalen Konsum von wenigen Ecstasytabletten sich nachweisbar verändern können (Schilt et al. 2007; Wagner et al. 2013). Insgesamt gilt die Beeinträchtigung kognitiver Leistungen, insbesondere von Gedächtnisleistungen, durch Ecstasy als gesichert.

(Meth-)Amphetamin und Kognition

Im Vergleich zu Ecstasy ist die Studienlage zu kognitiven Einschränkungen bei Amphetamin-Konsumenten begrenzt und weniger konsistent. Es ergeben sich zwar Hinweise auf ein niedriges kognitives Leistungsniveau in Bezug auf Gedächtnisleistungen, frontale exekutive Funktionen und planerisches Denken. Allerdings sind die Ergebnisse zu den Assoziationen zwischen kognitiven Leistungen und Ausmaß des Konsums widersprüchlich. So könnten die relativen Defizite Folge des Amphetamin-Konsums sein und möglicherweise mit den bekannten neurotoxischen Wirkungen von Amphetaminen zusammenhängen. Es kann aber auch sein, dass die (relativen) kognitiven Auffälligkeiten das prämorbide Niveau der Konsumenten widerspiegeln und zumindest teilweise für die Entwicklung des Drogenkonsums prädisponiert (Übersicht in Gouzoulis-Mayfrank und Daumann 2009). Aktuelle Literaturübersichten kommen zu dem Ergebnis, dass der Methamphetamin-Konsum zu einer durchschnittlich leichten Verschlechterung kognitiver Leistungen zumindest bei einer Untergruppe von Konsumenten führen kann, dass die Defizite unterschiedlich lange persistieren können und dass das Ausmaß der kognitiven Beeinträchtigung interindividuell stark variiert (Hart et al. 2012; Dean et al. 2013).

5.2.3 Körperliche Auswirkungen

Abgesehen von der Möglichkeit körperlicher Akutkomplikationen (►Kap. 5.1.1) sind die sozial integrierten, moderaten »Freizeitkonsumenten« von ATS in der Regel auch körperlich in einem guten Zustand.

Anders kann es bei den abhängigen Methamphetamin-Konsumenten sein, die hohe Dosen über die Nase »ziehen« oder intravenös (i.v.) injizieren. Der Allgemeinzustand dieser Konsumenten ist häufig schlecht, sie nehmen an Gewicht ab bis hin zur Kachexie, können Herzmuskelschäden entwickeln und leiden häufig unter chronischer Erschöpfung. Typisch sind auch Hautveränderungen (»Speed-Pickel«) und Schleimhautschäden an der Nase, die am ehesten mit den vasokonstriktorischen Effekten der Amphetamine zusammenhängen dürften, sowie Zahnschäden, die mit dem häufigen Zähneknirschen unter der Substanzwirkung in Zusammenhang gebracht werden. Bei den i.v. Konsumenten können – ähnlich wie bei Heroin-Konsumenten – Sekundärschäden durch Infektionen, z. B. Abszesse, Hepatitis oder HIV, hinzu kommen (Cruickshank und Dyer 2009).

Schließlich soll an dieser Stelle die Diskussion um das mögliche Risiko von Amphetamin-Konsumenten für eine Parkinson-Erkrankung Erwähnung finden. Diese Diskussion steht im Zusammenhang mit dem bekannten neurotoxischen Potenzial von Amphetaminen für das dopaminerge System und dem Wissen, dass der Parkinson-Erkrankung eine ausgedehnte Degeneration dopaminerger Zellen zugrunde liegt. Bislang fielen Parkinson-ähnliche Bewegungsstörungen bei Amphetamin-Konsumenten klinisch nicht auf, obwohl in zwei Studien feinere Bewegungsanomalien berichtet wurden (Übersicht in Gouzoulis-Mayfrank und Daumann 2009). Interessanterweise erbrachte die bereits oben zitierte retrospektive Auswertung eines sehr großen Datensatzes von über 40.000 stationären Behandlungen von Methamphetamin-Konsumenten in den USA, dass sie innerhalb der darauffolgenden 16 Jahre gehäuft nicht nur wegen einer Schizophrenie, sondern auch wegen einer Parkinson-Erkrankung behandelt wurden (Callaghan et al. 2012b). Diese Studie deutet darauf hin, dass Amphetamin-Konsum in der Tat als Risikofaktor für eine spätere Parkinson-Erkrankung gelten kann; allerdings heißt das nicht, dass mit einer Manifestation der Erkrankung bei vielen Konsumenten gerechnet werden muss.

5.3 Amphetamine und Derivate als Medikamente

5.3.1 Stimulanzien

Aktuell zugelassene Indikationen

Amphetamin und Methamphetamin haben eine lange Geschichte als Medikamente. Sie wurden bereits Ende des vorletzten Jahrhunderts synthetisiert und waren seit den 30er Jahren des letzten Jahrhunderts auf dem Markt (▶ Kap. 3.1.1). Die Indikationen umfassten ursprünglich Atemwegserkrankungen (Asthma), ADHS und Narkolepsie, sie wurden jedoch rasch auf viele weitere Störungen ausgeweitet, u. a. »Schwächezustände« und »Leistungsschwäche«. Wegen ihrer antriebssteigernden und schlafunterdrückenden Wirkung wurden Amphetamine im Zweiten Weltkrieg in großem Stil an Soldaten und Piloten der deutschen, japanischen, britischen und amerikanischen Armee verteilt. Ebenfalls wurden Amphetamine vor der

Entdeckung der Antidepressiva bei psychiatrischen Patienten mit Depressionen eingesetzt, allerdings ohne überzeugenden Erfolg. Erfolgreicher war die Amphetaminbehandlung bei Patienten mit residualen Psychosen, bei denen die sog. Negativsymptomatik, d. h. Antriebschwäche, Motivationsarmut, Affektverflachung und sozialer Rückzug, im Vordergrund stand.

Es hat relativ lange gedauert, bis das Suchtpotenzial und die erheblichen Nebenwirkungen von Amphetamin und Methamphetamin adäquat gewürdigt wurden und der medizinische Einsatz der Substanzen nach und nach eingeschränkt wurde. Parallel dazu wurden chemische Abkömmlinge mit deutlich schwächeren psychotropen Wirkungen synthetisiert und als Medikamente für verschiedene Indikationen wie Appetitzügler, aber auch Grippe- und Asthmamittel sowie Mittel zur Behandlung der Narkolepsie und des ADHS eingesetzt.

Methamphetamin ist in Deutschland als Medikament nicht mehr erhältlich. Amphetamin ist in der Form des D-Isomers in Tablettenform erhältlich (Dexamphetamin; Attentin® 5-mg-Tabletten) und für schwere Ausprägungen von ADHS zugelassen, die nicht auf andere Medikamente ansprechen (therapieresistente Fälle).

Das am häufigsten verschriebene Medikament für das ADHS-Syndrom ist Methylphenidat, ein Abkömmling von Amphetamin. Methylphenidat ist in verschiedenen Tabletten- oder Kapselstärken von 5 mg bis 40 mg erhältlich (Ritalin®, Medikinet®). Übliche Tagesdosen bewegen sich zwischen 10 mg und 60 mg, verteilt auf 2 bis 3 Einzeldosen. Seit einigen Jahren ist Methylphenidat auch zur Behandlung des ADHS im Erwachsenenalter zugelassen. Obwohl die Substanz nur schwache psychotrope Effekte hat, kommt ein missbräuchlicher Konsum als Amphetaminersatz durchaus vor, und es sind Fälle bekannt, bei denen Methylphenidat in Flüssigkeit gelöst injiziert wird. Seit mehreren Jahren sind retardierte Präparationen des Methylphenidat erhältlich, die nicht zur Herstellung einer Injektionslösung eingesetzt werden können und ein geringeres Missbrauchspotenzial haben (Concerta®, Equasym Ret®).

Grundsätzlich gehören Abhängigkeitserkrankungen zu den häufigen Komorbiditäten bei ADHS-Patienten. Die ggf. erforderliche

Pharmakotherapie soll in diesen Fällen in erster Linie nicht mit Stimulanzien, sondern mit anderen Substanzen wie Atomoxetin oder Antidepressiva erfolgen. Als zweite Wahl kann jedoch bei sorgfältiger Evaluation des individuellen Falls und gutem Monitoring auch Methylphenidat in möglichst retardierter Präparation gegeben werden. Trotz des grundsätzlich bestehenden Missbrauchpotenzials kann unter Stimulanzienbehandlung in den meisten Fällen keine Verschärfung der Suchtproblematik nachgewiesen werden (Wilens und Upadhyaya 2007; Stadler et al. 2014). Dennoch muss berücksichtigt werden, dass geschätzt etwa 10–20 % der erwachsenen ADHS-Patienten Methylphenidat missbräuchlich einsetzen (Wilens und Fusillo 2007).

Eine wichtige Frage betrifft mögliche langfristige Negativfolgen bei Kindern, die über Jahre mit Methylphenidat oder Dexamphetamin behandelt werden. Am häufigsten wird die Problematik der Induktion einer Abhängigkeit diskutiert. Weitere Langzeitfolgen könnten theoretisch Psychosen und neurotoxische Effekte mit Auswirkungen auf die Kognition oder Motorik umfassen. Bei dieser Diskussion muss allerdings berücksichtigt werden, dass Menschen mit ADHS vermutlich per se abnorme Neurotransmitterfunktionen aufweisen. Somit wird die Stimulanzienwirkung bei den Patienten anders ausfallen im Vergleich zu einem ansonsten gesunden Konsumenten. In der Tat lässt sich eine Suchtentwicklung bei medikamentös behandelten ADHS-Kindern nicht häufiger nachweisen im Vergleich zu medikamentös nicht behandelten ADHS-Kindern. Im Gegenteil, einige Untersuchungen haben sogar einen protektiven Effekt der Stimulanzienbehandlung hinsichtlich einer späteren Suchtentwicklung berichtet (Wilens et al. 2008). Dieser Befund wird so interpretiert, dass die Kinder unter der Behandlung insgesamt einen besseren Verlauf nehmen, weniger durch Misserfolge und Ablehnung in ihrem Umfeld belastet sind und sich insgesamt besser sozial integrieren können. Hinsichtlich der weiteren denkbaren langfristigen Komplikationen der Stimulanzienbehandlung fehlen ebenfalls konkrete Hinweise aus der Klinik.

Ein weiteres Amphetaminderivat, das Modafinil, ist zur Behandlung der Narkolepsie zugelassen und wohl auch sehr wirksam. Es ist in 100-mg- und 200-mg-Tabletten erhältlich (Vigil®). Die psychotropen Wirkungen sind vergleichbar dem Methylphenidat. Missbrauchsfälle kommen ebenfalls vor.

Mögliche künftige Indikationen

Für die Fälle von schwerer Abhängigkeit von Methamphetamin kann grundsätzlich der Substitutionsansatz – vergleichbar der Methadonsubstitution bei Heroinabhängigen – in Betracht gezogen werden. In diese Richtung gingen bereits erste kleinere randomisierte Studien mit D-Amphetamin, Modafinil oder Methylphenidat, die Erfolg versprechend erschienen (Tiihonen et al. 2007; Longo et al. 2010). Eine aktuelle Cochrane-Analyse zeigte aber, dass dieser Ansatz letztlich nicht ausreichend effektiv ist, zumindest nicht in den Dosierungen, die bislang getestet wurden (Übersicht in Perez-Mana 2013).

Ein weiterer interessanter Ansatz knüpft an die alten Beobachtungen an, dass Stimulanzien bei Psychosepatienten mit im Vordergrund stehender Negativsymptomatik aktivierend wirken. Diese Beobachtungen sind kompatibel mit der modernen, modifizierten Dopaminhypothese, die ein anerkanntes biochemisches Erklärungsmodell der Schizophrenie darstellt. Sie postuliert, dass die sog. Positivsymptomatik (Wahn, Halluzinationen) mit einer dopaminergen Überaktivität im limbischen System und die Negativsymptomatik (Antriebs- und Motivationsmangel, Anhedonie, sozialer Rückzug) mit einer dopaminergen Unteraktivität im Frontalhirn assoziiert ist (Rey 2006; Iversen 2009). Antipsychotika, die als Antagonisten die postsynaptischen Dopaminrezeptoren blockieren, zeigen eine gute Wirksamkeit bezüglich der Positivsymptomatik bei Patienten mit Schizophrenie, sie beeinflussen aber wenig die Negativsymptomatik oder sie können z. T. sogar Nebenwirkungen entwickeln, die selbst der Negativsymptomatik ähneln (Rey 2006). In den letzten Jahren hat es einige kleinere Studien mit Psychosepatienten gegeben, bei denen Methylphenidat, Amphetamin oder Modafinil bei laufender antipsychotischer Medikation gegeben wurde und die gute Erfolge bei der Negativsymptomatik ohne Verschlechterung der Positivsymptomatik berichteten (Lindenmayer et al. 2013). Weitere, größere Studien sind in diesem Bereich zu erwarten.

5.3.2 MDMA/Ecstasy

Es gibt keine medizinische Indikation, für die MDMA oder andere Substanzen der Ecstasy-Gruppe zugelassen wären. Ein interessanter Indikationsbereich, der in der Literatur diskutiert wird, sollte allerdings an dieser Stelle zumindest Erwähnung finden: Es handelt sich um einen möglichen Nutzen von MDMA als Hilfsmittel bei Psychotherapien. Und dies zu erläutern, bedarf es einiger Hintergrundinformationen aus der früheren Geschichte der Substanz-assistierten Psychotherapie.

Die sog. psycholytischen und psychedelischen Therapien wurden in den 50er und 60er Jahren des letzten Jahrhunderts in vielen europäischen und amerikanischen Zentren durchgeführt. Dabei wurden Halluzinogene (überwiegend LSD) bei tiefenpsychologisch oder humanistisch orientierten Psychotherapien als Hilfsmittel in einzelnen Sitzungen eingesetzt, um eine Faszilitation des therapeutischen Prozesses zu erreichen. Das Prinzip der meistens wiederholt mit niedrigen Dosen durchgeführten *psycholytischen Therapie* lag in Analogie zu der Traumaanalyse in der Lockerung von Abwehr und der symbolhaften Visualisierung abgewehrten Konfliktmaterials, welches dadurch der Analyse und Interpretation zugänglicher wurde (*lysis* = Auflösung). Am häufigsten wurde in dieser Weise bei behandlungsresistenten Neurosen, erlebnisreaktivem Persönlichkeitswandel (KZ-Überlebende) und Psychosomatosen gearbeitet. Das Prinzip der meistens einmalig mit einer hohen Dosis durchgeführten *psychedelischen Therapie* bestand hingegen in der zu erwartenden Transformierung der Persönlichkeit nach dem überwältigenden, nach entsprechender Vorbereitung religiös-mystisch gefärbten Rauscherlebnis (*delein* = offenbaren, manifest machen). Nach diesem Prinzip wurde am häufigsten bei Suchterkrankungen gearbeitet.

83

Nach der Drogenwelle und den weltweiten staatlichen Restriktionen kam es Ende der 60er Jahre zum Erliegen dieser Therapierichtung, die weitgehend in Vergessenheit geriet. Eine Ausnahme bildete MDMA. Eine kleine Gruppe von Psychotherapeuten im Westen der USA setzte die bis Mitte der 1980er Jahre gesetzlich nicht erfasste Substanz im Rahmen von Einzel- oder Paartherapien nach dem psycholytischen Prinzip ein. Dabei wurden die einzigartigen psychotropen Effekte, wie Glücksgefühle, friedliche Selbstakzeptanz, verbesserte Introspektionsfähigkeit und Empathie sowie Minderung kommunikativer Hemmungen und Ängste, bei weitgehendem Fehlen halluzinogener Effekte und erhaltener Verhaltenskontrolle gepriesen (Greer und Tolbert 1990). Im Jahr 1985 wurde in der Schweiz die Schweizerische Ärztegesellschaft für Psycholytische Therapie (SÄPT) gegründet. Fünf tiefenpsychologisch orientierte Psychotherapeuten der SÄPT erhielten durch das Bundesamt für Gesundheitswesen Ausnahmebewilligungen für psycholytische Therapien mit LSD und MDMA für die Zeit von 1988 bis Ende 1993. Die Ärzte der SÄPT beschrieben, dass MDMA durch seine entaktogenen Eigenschaften hilfreich bei der Überwindung starker Abwehr und bei der in der Psychotherapie erforderlichen Konfrontation mit angstbesetzten Inhalten sei. In Fachtagungen wurde ausgesprochen Positives über diese Therapien in kasuistischer Form berichtet (Styk 1994). Eine katamnestische Untersuchung ergab, dass 90 % von 121 erfassten Patienten ihren Zustand nach der Therapie als »leicht« (26 %) bis »gut gebessert« (65 %) beschrieben, während schwere Zwischenfälle, Suizide oder psychiatrische Hospitalisationen in keinem Fall zu verzeichnen waren. Allerdings erfüllte diese Untersuchung nicht die heutigen Standards methodisch hochwertiger Therapiestudien (Gasser 1996).

In den letzten Jahren wurden in den USA zwei kleinere randomisiert kontrollierte Studien an Patienten mit posttraumatischer Belastungsstörung (PTBS) durchgeführt. Diese berichteten über eine gute bis sehr gute Besserung der Symptomatik, die z. T. über einen Follow-up-Zeitraum von zwei Jahren stabil war (Oehen et al. 2013; Mithoefer et al. 2011, 2013). Auch andere Indikationen wie Abhängigkeitserkrankungen und Angsterkrankungen werden als mögliche Anwendungsfelder für MDMA-assistierte Psychotherapie diskutiert (Johansen et al. 2009; Jerome et al. 2013) und weitere Studien sind in der Planung.

In der Zusammenschau erscheint es überzeugend, dass die MDMA-assistierte Psychotherapie zumindest bei einer kleinen Gruppe von therapieresistenten Patienten sinnvoll und effektiv sein kann. Allerdings gibt es kein Pharmaunternehmen, das für eine Substanz ohne Patentschutz die sehr aufwendigen Zulassungsstudien und das Zulassungsverfahren vorantreiben würde. Zusätzlich gibt es die Kontroverse um mögliche neurotoxische Langzeiteffekte von MDMA, selbst wenn es sich um eine einzelne oder wenige niedrige Einzeldosen handeln sollte (Parrott 2014). In der Zusammenschau ist es eher unwahrscheinlich, dass es jemals eine Zulassung von MDMA für diese Indikation geben wird.

6

Psychosoziale Aspekte

Wie in Kapitel 2 über die Epidemiologie dargelegt, ist der Konsum von Amphetaminen und Ecstasy relativ verbreitet. Nach den aktuellsten Daten des Epidemiological Survey berichten in Deutschland 3,1 % der Erwachsenen über Erfahrungen mit Amphetamin oder Methamphetamin und 2,7 % berichten über Erfahrungen mit Ecstasy (Lebenszeitprävalenz). Der Altersgipfel liegt bei 20 bis 24 Jahren; in diesem Alterssegment berichten 6,8 % der Befragten über Erfahrungen mit Amphetaminen und 6,7 % berichten über Erfahrungen mit Ecstasy (ESA 2012 in Kraus et al. 2013a, 2013b). Die 12-Monats-Prävalenz liegt bei 0,7 % für Amphetamine und 0,4 % für Ecstasy; im Alterssegment von 20 bis 24 Jahren liegt sie bei 2,4 % für Amphetamine und 1,7 % für Ecstasy. Damit ist der Konsum alleine von Amphetaminen fast so verbreitet wie der Konsum von Kokain. Wenn wir Amphetamine und Ecstasy gemeinsam betrachten (zusammengefasst unter amphetamine-type stimulants/ATS), dann sind sie deutlich verbreiteter als Kokain.

Trotz dieser relativ hohen Zahlen bleibt es aber dabei, dass die meisten Menschen eben niemals diese (oder auch andere) Drogen probieren. Bei der Bereitschaft von (überwiegend jungen) Menschen, Drogen zu probieren, sind vor allem Persönlichkeits- bzw. Temperamentseigenschaften wie Risikobereitschaft, Reizsuche und geringe Angstbereitschaft bedeutsam. Aber auch Faktoren des sozialen Umfelds spielen eine Rolle, und sie beeinflussen das individuelle Verhalten nicht nur hinsichtlich des Probierens, sondern auch hinsichtlich der Fortsetzung und Intensität des Konsums. Nun wollen wir uns fragen, welche psychosozialen Faktoren in diesem Zusammenhang bedeutsam sind. Warum und unter welchen Bedingungen kommt es zum Probieren, warum bleibt es bei manchen Menschen dabei und bei anderen nicht, und welche Faktoren tragen zur Entwicklung regelmäßiger und problematischer Konsummuster bei?

Es folgen einige Betrachtungen, die mit der Häufung des Konsums von Amphetaminen und Ecstasy in bestimmten Bevölkerungsgruppen und Szenen zusammenhängen. Vor diesem Hintergrund werden typische »Problemkonsumenten« für die praktische Arbeit skizziert. Natürlich sind derartige Typologien nicht als starre Muster bzw. als festgelegte Klassifikation zu verstehen, denn nicht jeder Konsument ist zwingend einer der Kategorien zuzuordnen. In der Praxis sehen wir jedoch häufig zumindest eine Tendenz zu einer der Kategorien. So sind die hier vorgestellten Kategorien mit aller Vorsicht als Prototypen zu verstehen.

6.1 MDMA/Ecstasy

Es ist empirisch gut belegt, dass der Konsum von MDMA und anderen MDMA-ähnlichen Substanzen eng mit der Club- und Tanzszene verbunden ist. In den 1990er Jahren gehörten die Konsumenten vor allem der populären und einflussreichen Subkultur der Technoszene an. Seitdem hat sich die musikkulturelle Szene etwas gewandelt bzw. diversifiziert und die Konsumenten definieren sich nicht mehr ausschließlich über die Zugehörigkeit zu einer bestimmten Subkultur. In der Praxis ist jedoch das Gros der Konsumenten mit der Clubszene und elektronischer Musik verbunden.

Bei einer Untersuchung aus Großbritannien war die 12-Monats-Prävalenz des Ecstasy-Konsums unter den 16- bis 24-jährigen Nachtclubbesuchern dreifach erhöht im Vergleich zu Gleichaltrigen, die keine Nachtclubs besuchten (Hoare und Flatley 2008). Studien, die fokussiert Besucher von Technopartys befragten, zeichnen ein noch ausgeprägteres Bild. Für diese Gruppe werden Lebenszeitprävalenzen zwischen 50 und 80 % sowie 12-Monats-Prävalenzen von rund 25 % berichtet. Die besonders starke Verknüpfung von Ecstasy mit der Techno- und Rave-Szene mag eine (Teil-)Erklärung für den (relativen) Konsumrückgang sein, der in den letzten Jahren mit einer gewissen Latenz dem Popularitätsverlust der Techno-Bewegung gefolgt ist. Jedenfalls ist es deutlich, dass eine Affinität zu bestimmen Musikrichtungen und insbes. zu Partys einen Risikofaktor für den Konsum von Ecstasy darstellt, wobei in der Regel ein Mischkonsum betrieben wird, der neben Ecstasy vornehmlich Cannabis und Alkohol umfasst.

Hinsichtlich der Konsumfrequenz können die Ecstasy-Konsumenten unterteilt werden in:

1. einmalige Probierer und gelegentliche User (Konsum unregelmäßig bei Partys, Konzerten u. ä.),
2. regelmäßige, aber kontrollierte User (typische Freizeit-, Wochenend- bzw. Partykonsumenten), und
3. Konsumenten mit eskalierendem, problematischem Konsum.

Die Gruppen 1 und 2 (gelegentliche und kontrollierte User) sind in der Regel unauffällig und sozial gut integriert. Der Konsum wird fast immer am Wochenende bzw. in der Freizeit bei Partys und ähnlichen Anlässen als »recreational use« aus hedonistischen Motiven betrieben. Durch die Substanzwirkung soll der Genuss des gemeinschaftlichen Erlebens der Musik und des Tanzes zusätzlich verstärkt werden. Dabei sind sowohl die stimulierend-aktivierende als auch die entaktogene Wirkkomponente von Ecstasy mit dem Gefühl der Nähe und Verbundenheit mit anderen Menschen bedeutsam. Typischerweise wird die Dosierung mit ein bis zwei Einheiten recht stabil gehalten, wobei ein Mischkonsum, wie oben erwähnt, eher die Regel als die Ausnahme ist. Selbst bei den regelmäßigen Usern der zweiten Gruppe kann es über lange Zeiträume wenig Beeinträchtigungen im Alltag geben. Der Konsum wird in der Selbsteinschätzung als unproblematisch erlebt, die Konsumenten gehen in der Woche ihrem Beruf oder ihrer Ausbildung nach. Manche User schränken nach einigen Jahren den Konsum ein oder beenden ihn, wenn sie nicht mehr regelmäßig Partys besuchen. Andere spüren aber nach einiger Zeit negative Nacheffekte des Konsums (zunehmende Erschöpfung oder Konzentrationsprobleme in der Woche) und schränken deswegen den Konsum ein.

Als Intervention ist für die Gruppen 1 und 2 die Aufklärung über die Wirkungen und Gefahren durch Ecstasy wichtig. Ziel ist der Aufbau einer Motivation zur Reduktion oder Beendigung des Konsums, um negative gesundheitliche Folgen zu vermeiden. Weitere Interventionen sind nicht erforderlich.

Die dritte Gruppe mit eskalierendem Konsum bis hin zu 8 oder 10 Konsumeinheiten pro Abend oder mehrfach wöchentlicher Einnahme ist die eigentlich problematische Usergruppe. Sie macht geschätzt etwa 15 % der Konsumenten aus. Fast immer geht es dabei um einen Mischkonsum mit Cannabis, Stimulanzien, Kokain, Alkohol und häufig auch Halluzinogenen. Unter diesen Konsumenten finden sich viele Partybesucher, aber auch Personen, die im privaten Umfeld, alleine oder mit Bekannten und nicht nur am Wochenende, sondern auch in der Woche konsumieren. Diese Konsumenten sind häufig schlecht beruflich und sozial integriert. Nach klinischer Erfahrung handelt es sich überwiegend um junge Erwachsene, die sich aus unterschiedlichen Gründen defizitär erleben, Schwierigkeiten bei der Bewältigung des Alltags haben und Probleme im Aufbau bedeutungsvoller sozialer Bindungen erleben. Da im Konsumkontext positive und selbstwertdienliche Erfahrungen leichter gemacht werden, wird die nüchterne Auseinandersetzung mit den Problemen des Alltags vermieden. Stattdessen wird ein »Untertauchen« im Rausch und in der Szene praktiziert. In Folge der sozialen Abwärtsspirale werden als einzige Bewältigungsstrategie immer häufiger immer mehr Substanzen konsumiert. In der Praxis finden sich häufig Kontaktabbrüche zu nichtkonsumierenden Freunden und Bekannten, berufliche oder schulische Probleme und ein Mangel an sozialer Kompetenz im Alltag. Die Kriterien für eine psychische Abhängigkeit dürften bei einem Teil dieser Konsumenten erfüllt sein, eine körperliche Abhängigkeit liegt jedoch nicht vor.

Konsumenten aus der dritten Gruppe geben als Motivation für den Konsum häufig eine »Erleichterung« und »Flucht« aus dem als belastend erlebten Alltag an (Milin et al. 2014). Bei mehreren Untersuchungen finden sich bei diesem Klientel psychische Auffälligkeiten vor allem im Bereich Depressivität/Ängstlichkeit, die z. T. bereits vor dem Beginn des Konsums bestanden. Darüber hinaus finden sich gehäuft psychiatrische Erkrankungen in der Familie (a. a. O.).

Hieraus lassen sich in der Zusammenschau der neueren Untersuchungen und aus der eigenen Erfahrung vorsichtig zwei Risikogruppen für einen problematischen Ecstasy-Konsum postulieren: Konsumenten, die bei einer mehr oder weniger klinisch relevanten, vorbestehenden psychischen Symptomatik MDMA (und andere Substanzen) als Selbstmedikation einsetzen, sowie Konsumenten mit einer Familiengeschichte psychischer Erkrankungen, die eine Prädisposition haben, psychische Erkrankungen zu entwickeln. Daher ist die ganzheitliche Betrachtung des MDMA-Konsumenten unerlässlich bei der Einschätzung problematischer Konsummuster.

Für die Gruppe von MDMA-Konsumenten mit problematischem, eskalierendem (Misch-)Konsum sind neben der Aufklärung weitere, ggf. langfristige psycho- und soziotherapeutische, ggf. auch spezielle langfristige suchttherapeutische Maßnahmen erforderlich.

6.2 Amphetamin und Methamphetamin

Seit den 30er Jahren des letzten Jahrhunderts hat der Gebrauch der Stimulanzien Amphetamin und Methamphetamin wegen ihres leistungssteigernden Wirkprofils eine relativ lange »Tradition« (▸ **Kap. 3.1.1**). In dieser Tradition werden Amphetamine von unterschiedlichen Konsumentengruppen »funktional« im Alltag eingesetzt. Aufgrund der weiten Verbreitung der Substanzen haben sich über die letzten Jahrzehnte sehr verschiedene Bevölkerungsgruppen diese Wirkung zu eigen gemacht, wodurch sie eher heterogen ist. Hinzu kamen später die hedonistischen Subkulturen insbesondere der Club- und Partybesucher. Von diesen Gruppen unterscheidet sich deutlich die aktuell eher wachsende Gruppe mit schwerem, abhängigem Konsum, die sich in der »harten« Drogenszene bewegen. Somit ist die Typologie der Amphetamin- und Methamphetamin-Konsumenten außerordentlich komplex, auf jeden Fall deutlich komplexer als die Typologie der Ecstasy-Konsumenten.

Eine ausführliche Klassifikation der Amphetamin- und Methamphetamin-Konsumenten wurde bereits in den 1990er Jahren in Großbritannien entwickelt (Klee 1997). Diese ist in weiten Teilen auch auf die Bundesrepublik und benachbarte Länder übertragbar (▸ **Abb. 18**).

Die Gruppe der *recreational users* aus der Tanzszene ist identisch mit der Gruppe, die im vorherigen Abschnitt über die Typologie von MDMA-Konsumenten beschrieben wurde. Amphetamine werden in der Partyszene oral eingenommen oder als Pulver gesnieft, d. h. über den intranasalen Applikationsweg konsumiert. So gut wie immer wird ein Mischkonsum mit Alkohol, Cannabis und Ecstasy, manchmal auch mit Kokain und Halluzinogenen betrieben. Eine Affinität zu der Club- und Tanzszene kann somit als Risikofaktor für den Einstieg nicht nur in den MDMA-, sondern auch in den Amphetamin-Konsum betrachtet werden. Wie oben beschrieben, bleibt es bei vielen sozial integrierten »Freizeit«-Konsumenten bei einem

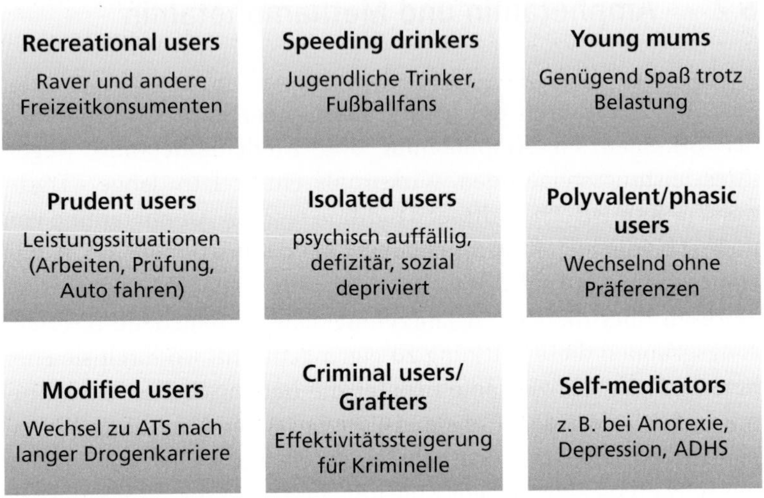

Recreational users	**Speeding drinkers**	**Young mums**
Raver und andere Freizeitkonsumenten	Jugendliche Trinker, Fußballfans	Genügend Spaß trotz Belastung

Prudent users	**Isolated users**	**Polyvalent/phasic users**
Leistungssituationen (Arbeiten, Prüfung, Auto fahren)	psychisch auffällig, defizitär, sozial depriviert	Wechselnd ohne Präferenzen

Modified users	**Criminal users/ Grafters**	**Self-medicators**
Wechsel zu ATS nach langer Drogenkarriere	Effektivitätssteigerung für Kriminelle	z. B. bei Anorexie, Depression, ADHS

Abb. 18: Typologische Klassifikation von ATS-Konsumenten (nach Klee 1997)

sporadischen Konsum, oder es wird über eine gewisse Zeit regelmäßig an den Wochenenden, aber kontrolliert konsumiert. Eher häufiger als bei Ecstasy entwickelt sich jedoch daraus ein eskalierendes, problematisches Konsummuster, zumal die Amphetaminstimulanzien per se ein deutlich höheres Abhängigkeitspotenzial besitzen im Vergleich zu Ecstasy.

In gewisser Weise verwandt mit den recreational users ist eine weitere *Hochrisikogruppe homo- oder bisexueller Männer*, die in der Typologie von Klee (1997) nicht aufgeführt wird. Es ist bekannt, dass Amphetamine zu einer Steigerung von Libido und sexueller Aktivität, aber zu einer Verzögerung der Ejakulation bzw. des Orgasmus führen. Diese Eigenschaften der Amphetamine werden offenbar vor allem von homo- und bisexuellen Männern mit dem Ziel der Lustverstärkung, und damit aus hedonistischen Motiven, zu Nutze gemacht. Unter homo- und bisexuellen Männern soll der Konsum von Amphetaminen deutlich höher sein als in der Allgemeinbevölkerung; allerdings ist die Datenlage hier noch schmal. Immerhin bestätigen aktuelle Untersuchungen aus den USA, England und China, dass homo- und bisexuelle Männer gehäuft Amphetamine konsumieren, und dass männliche Amphetamin-Konsumenten deutlich häufiger als andere Männer und auch häufiger als Konsumenten anderer Drogen riskante sexuelle Praktiken ausführen (Hunter et al. 2014; Jia et al. 2013; Theodore et al. 2014). Für Deutschland liegen (noch) keine verlässlichen Daten vor.

Den *prudent users* aus der Typologie von Klee (1997) entsprechen verschiedenen Gruppen aus besonderen Milieus, die Amphetamine zur Leistungssteigerung konsumieren. Darunter finden sich Studierende und ältere Schüler, die die Substanzen insbesondere in Prüfungsphasen einsetzen, oder aber Manager und Unternehmer, die Kokain und/oder Amphetamine konsumieren, um ein hohes Arbeitspensum zu bewältigen. Aber auch Arbeitnehmer, die stundenlang einsam-monotone Arbeit verrichten müssen, wie insbesondere Fernfahrer, nutzen Amphetamine wegen ihrer wachmachenden Wirkung. In allen diesen Fällen sollen »Leistungsreserven« erschlossen werden, die unter normalen Bedingungen nicht zugänglich sind. Bei den prudent users ist das Ausmaß des Mischkonsums deutlich geringer als in der Gruppe der recreational users, weil das Motiv der gezielten Aktivierung und Leistungssteigerung nicht kompatibel ist mit dämpfenden oder bewusstseinsverändernden Wirkungen anderer Substanzen. Der Gebrauch von Amphetaminen zur gezielten Leistungssteigerung entspricht dem Prinzip des sog. *Neuroenhancement.*

In gewisser Weise können wir zu den prudent users auch Künstler rechnen, die zu bestimmten »Schaffensphasen« oder auch regelmäßig Kokain und/oder Amphetamine konsumieren. Auch hier sollen »Leistungs-«, aber auch »Kreativitätsreserven« erschlossen werden, die ansonsten nicht zugänglich sind. Schließlich können als besondere Untergruppe Angehörige der Mode- und Filmszene, insbesondere Models, genannt werden, die Amphetamine zur Leistungssteigerung, aber auch zur Gewichtskontrolle einnehmen. Der »erwünschte« Effekt auf das Gewicht resultiert aus der appetithemmenden Wirkung der Amphetamine, die allerdings nach einiger Zeit nachlässt, so dass die Dosis erhöht werden muss (Toleranz).

Einige Konsumenten aus den verschiedenen Gruppen der prudent users konsumieren phasenweise, oder sogar über Jahre regelmäßig, aber kontrolliert. Genaue Zahlen liegen nicht vor. Nach klinischer Erfahrung kommen jedoch auch in diesen Gruppen im Verlauf häufiger eskalierende, problematische Konsummuster mit Abhängigkeitsentwicklung vor.

Die Identifikation von *self-medicators* im Sinne der Typologie von Klee (1997) erfordert eine ausführliche, in die Tiefe gehende Anamnese. Häufig werden durch die Substanzwirkungen soziale Ängste und Unsicherheiten kompensiert oder depressive Symptome bekämpft. Dabei werden Amphetamine und Ecstasy häufig abwechselnd zu ähnlichen Zwecken eingenommen. Schließlich werden Amphetamine gelegentlich von Patienten mit ADHS konsumiert, nachdem diese die Erfahrung gemacht haben, dass sie unter der Substanz »anders als Andere« ruhiger und konzentrierter werden. Bei solchen Berichten sollte auf jeden Fall eine ausführliche ADHS-Diagnostik und ggf. eine medikamentöse Einstellung erfolgen.

Die *polyvalent/phasic users* entsprechen den illegalen Drogenkonsumenten der »harten« Drogenszene, die wechselnd vor allem Amphetamine, Kokain und Opiate konsumieren. Die Stimulanzien werden gesnieft oder aber i.v. injiziert, wobei es durch die Toleranzentwicklung zu sehr hohen Dosierungen kommen kann. Diese Gruppe ähnelt überhaupt nicht den oben beschriebenen Konsumenten aus sozial integrierten Milieus. Vielmehr ähneln sie den Heroinabhängigen mit allen Charakteristika der gesundheitlichen Langzeitschäden, der sozialen Desintegration, Marginalisierung, Dissozialität und Konflikten mit dem Gesetz. Insbesondere in dieser sozialen Randgruppe bestehen hohe Komorbiditätsraten mit anderen psychischen Störungen, am häufigsten mit affektiven und Persönlichkeitsstörungen. Die Therapieansätze für diese Gruppe von Konsumenten entsprechen den Ansätzen für Opiatabhängige.

Neben den polytoxikomanen Konsumenten haben wir es aktuell zunehmend mit einer Gruppe von starken Konsumenten zu tun, für die Methamphetamin *(crystal meth)* die eindeutig präferierte – wenn nicht die einzige – Droge ist. Hinsichtlich des Grades der Abhängigkeit, der sozialen Randständigkeit und Desintegration und der schwerwiegenden gesundheitlichen Langzeitauswirkungen ähnelt diese Konsumentengruppe durchaus den polytoxikomanen Usern. In Deutschland findet sich diese schwer betroffene Gruppe von Methamphetamin-Konsumenten stark regional verdichtet vor allem in Sachsen. Entscheidend hierfür ist die räumliche Nähe zur Tschechischen Republik, von wo aus *crystal meth* nach Deutschland gelangt (Reimer et al. 2013). Somit scheinen hier die leichte Verfügbarkeit des Stoffes und möglicherweise niedrigere Preise im Vergleich zu anderen Bundesländern die entscheidende Rolle für die Verbreitung zu spielen.

Die hier vorgestellte Klassifikation bzw. Typologie der Konsumenten von Amphetaminen könnte unübersichtlich wirken, sie birgt jedoch das Potenzial für die Entwicklung differenzierter bzw. diversifizierter Präventions- und Behandlungsprogramme. Klassische Party-Raver benötigen andere Hilfsangebote als (über)ehrgeizige Studierende, oder polytoxikomane Abhängige.

7

Ätiologie – ein integrativer, interdisziplinärer Ansatz

Es existieren sehr viele Erklärungsmodelle zum Substanzkonsum und den damit assoziierten Störungen, insbesondere der Abhängigkeitsentwicklung. Je nach Fachrichtung (z. B. Medizin, Psychologie oder Sozialarbeit) werden dabei unterschiedliche Perspektiven zu Ursachen und Entstehungsbedingungen hervorgehoben. Zusätzlich gibt es zeitgeistliche Moden in der Erklärung abhängigen Verhaltens. Frühe moralische Vorstellungen warfen beispielsweise dem Abhängigen fehlende Willenskraft vor und sahen sein Verhalten als Zeichen eines schwachen Charakters. Heute besteht weitestgehend Einigkeit darüber, dass die Entstehung von Substanzstörungen nicht monokausal, z. B. ausschließlich als Ergebnis von Sozialisationsbedingungen oder neurochemischen Effekten, verstanden werden kann. Vielmehr sind wir uns heute darüber einig, dass wir ein multifaktorielles Ätiologiemodell brauchen, um die Drogenproblematik zu verstehen und erklären zu können.

Definition

In *multifaktoriellen Ätiologiemodellen* kommen mehrere heterogene Faktoren in einem gegenseitigen Wechselspiel zur Klärung der Ursachen und Entstehungsbedingungen psychischer Störungen zusammen. Man spricht in diesem Zusammenhang von *biopsychosozialen Modellen.*

Der Vorteil liegt darin, dass derartige Modelle der Individualität eines Menschen am ehesten gerecht werden. Allerdings sind diese Modelle oft kompliziert und sperrig und dadurch zu akademisch und für den Praktiker unbefriedigend und anwendungsfern. Dies mag auch ein Grund dafür sein, dass immer wieder einfache monokausale Erklärungsansätze eine gewisse Beliebtheit erlangen. Aktuell ist beispielsweise das Verständnis der Sucht als Hirnerkrankung relativ en vogue. Wir möchten im Folgenden dem Konflikt zwischen akademischer Präzision und pragmatischer Vereinfachung begegnen, indem wir ein fundiertes, zeitgemäßes und gleichzeitig verständliches, anwendungsorientiertes Modell der Entstehung ATS-bedingter Störungen entwickeln.

Klassischerweise ranken sich die Vorstellungen über die Entstehung von Substanzmissbrauch und Abhängigkeit um die drei Eckpunkte Person, Umwelt und Substanz. Dieses sogenannte triadische Bedingungsgefüge (Feuerlein et al. 1998) stellt die Ausgangsbasis für die weiteren Betrachtungen dar (▶ **Abb. 19**). Variablen der Person umfassen z. B. die genetische Grundausstattung, Persönlichkeitseigenschaften, die individuelle Lerngeschichte oder psychiatrische Vorerkrankungen. Beispielhafte Charakteristika der Substanzvariablen stellen pharmakologische Wirkmechanismen und psychische Effekte, Verfügbarkeit, Reinheit oder auch Preis dar. Die Umwelt-

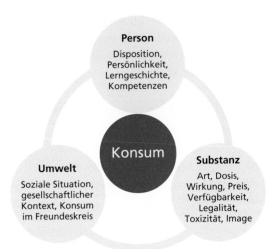

Abb. 19: Bedingungsgefüge des Substanzkonsums und der Abhängigkeitsentwicklung (modifiziert nach Feuerlein 1998)

variable umfasst schließlich alle sozialen Begleitfaktoren, wie bspw. die Akzeptanz im Freundeskreis oder auch die Berichterstattung in den Medien.

Zusätzlich spielen interessante Einflüsse dieser drei Eckpunkte untereinander (sog. Interaktionen) eine wichtige Rolle. Hier einige prägnante Beispiele:

- Wie beeinflusst die Persönlichkeit die Substanzwirkung? Erlebt etwa ein ängstlicher Mensch die Wirkung von MDMA anders? (Person–Substanz)
- Welchen Einfluss hat die aktuelle Berichterstattung über die enormen Gefahren des Methamphetamin-Konsums auf die Verfügbarkeit und Akzeptanz? (Umwelt–Substanz)
- Welche Kompetenzen braucht ein junger Mensch, um dem Amphetamin-Konsum im Freundeskreis widerstehen zu können? (Umwelt–Person)
- Gibt es eine kritische Menge Amphetamin, bei der das soziale Umfeld als wichtiger Trigger des Konsums (z. B. gemeinsames

Erlebnis) zu Gunsten individueller Faktoren (Suchtdruck) in den Hintergrund rückt? (Substanz–Umwelt–Person)

Neben den drei Säulen Person, Substanz und Umfeld spielt eine weitere, unabhängige Achse in der Entwicklung des Substanzkonsums und einer substanzbezogenen Störung eine wichtige Rolle. Diese betrifft die Zeit bzw. den damit einhergehenden Status des Konsums vom ersten Gebrauch bis hin zur möglichen Entwicklung einer Abhängigkeit oder einer anderen substanzbezogenen Störung (▶ Abb. 20).

Die Kombination aus triadischem Person-Umwelt-Substanz-Gefüge und Zeit-/Konsumstatus-Achse erlaubt die Entwicklung eines elaborierten Ätiologiemodells ebenso wie die umfassende diagnostische Betrachtung des individuellen Konsumenten.

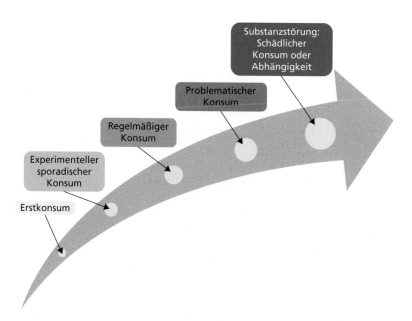

Abb. 20: Schematischer zeitlicher Verlauf vom Erstkonsum zur Substanzstörung

7.1 Welche Faktoren beeinflussen den ersten Konsum?

Wer nicht mit dem Konsum beginnt, der kann auch keine Substanzstörung entwickeln. Diese einfache Aussage bringt uns zu den ersten konkreten Fragestellungen: Welche Faktoren begünstigen den ersten Probierkonsum und welche machen ihn unwahrscheinlich? Wir möchten vorschlagen, diese Frage ebenso wie diejenigen, die in diesem Kapitel noch folgen werden, in der Art der zuvor vorgeschlagenen Illustration darzustellen und dabei die jeweils wichtigen Elemente hervorzuheben (▶ **Abb. 21**).

Bevor der ATS-Konsum eingesetzt hat, spielt die Substanzvariable (abgesehen von der einmaligen Verfügbarkeit) eine eher untergeordnete Rolle. Risikofaktoren, die die Wahrscheinlichkeit für einen Erstgebrauch erhöhen, liegen vor allem in der Per-

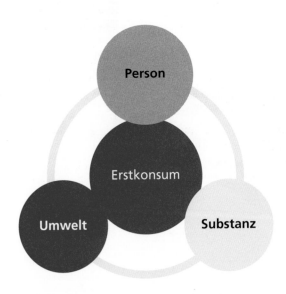

Abb. 21: Das Bedingungsgefüge des beginnenden Substanzkonsums

son und der Umwelt sowie in deren Interaktion. Als Prädiktoren für den Erstkonsum werden insbesondere Persönlichkeitsstile wie z. B. Risikobereitschaft, Sensationslust oder Impulsivität diskutiert.

Unter den sozialen Faktoren ist bezüglich des Gebrauchs von Amphetamin und seinen Abkömmlingen die Zugehörigkeit zu bestimmten Risikogruppen entscheidend (▶ Kap. 6). Insbesondere zu Beginn des Konsums ist dieser aufs Engste mit Raves, Partys, Festivals oder auch Ausgehen im Allgemeinen verbunden (Person–Umwelt). In diesem Milieu herrscht eine Präsenz und Akzeptanz für den Gebrauch psychoaktiver Substanzen, die weit über den Level in der Allgemeinbevölkerung hinausgeht. Dies wurde detailliert im Kapitel 2 über die Epidemiologie dargelegt. Vorwiegend über lernpsychologische (Modelllernen) und sozialpsychologische Mechanismen (Anpassungsdruck, Dissonanzreduktion) beeinflussen derartige subkulturelle Wert- und Normsysteme Einstellungen und Entscheidungsprozesse.

Konsum im Freundeskreis, der Partnerschaft, der Arbeitsstelle oder der Schule erhöht ebenfalls die Wahrscheinlichkeit für den Erstgebrauch. Homosexuelle User erleben häufig Ihren ersten ATS-Konsum bei Sexpartys. Welcher Substanz an dieser Stelle der Vorrang gegeben wird, hängt mehr von der Verfügbarkeit (Umwelt) als von den Charakteristika verschiedener ATS ab (Substanz).

Zusätzlich kann man davon ausgehen, dass in rund 80 % der Fälle ATS nicht die ersten illegalen Substanzen sind, sondern Cannabis (im Schnitt zwei Jahre vorher). Dem Cannabiskonsum geht in den meisten Fällen (regelmäßiger) Alkohol- und Nikotingebrauch voraus, der bei frühem Beginn und hoher Ausprägung bereits zu psychobiologischen Veränderungen im Individuum geführt haben kann.

7.2 Wenn es nicht bei einem Mal bleibt

Mit der Entwicklung zu einem experimentellen, also sporadischen Konsum beginnt die Substanzvariable an Bedeutung hinzuzugewinnen, während der Konsum noch immer sehr eng mit der ursprünglichen Subkultur verknüpft ist, die somit einen bedeutenden aufrechterhaltenden Faktor des Konsums darstellt (▶ **Abb. 22**).

Interessant sind in diesem Stadium insbesondere die Interaktionen zwischen Person und Substanz. So können bspw. die pharmakologischen und psychischen Effekte der ATS in Abhängigkeit von der genetischen Ausstattung samt möglicher und nicht seltener Variationen (z. B. Polymorphismen) stark variieren.

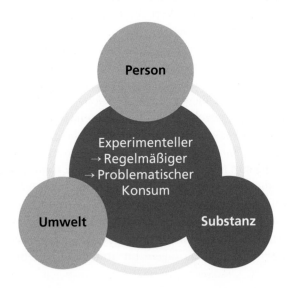

Abb. 22: Bedingungsgefüge des experimentellen, regelmäßigen und problematischen Substanzkonsums

Definition

Unter einem *Polymorphismus* versteht man das Auftreten verschiedener Genvarianten, die dann zu kleinen Veränderungen in der Struktur und dadurch in der Funktion im kodierten Produkt führen.

Bei der schier unendlichen Anzahl möglicher Varianten sollen exemplarisch zwei prominente Polymorphismen genannt werden, die besondere Aufmerksamkeit und Bedeutung erlangt haben: der COMT- und der SERT-Polymorphismus. Im Fall von COMT (Catechol-O-Methyltransferase) betrifft dies ein Enzym, das verschiedene Neurotransmitter (vor allem Dopamin, Adrenalin und Noradrenalin) inaktiviert und dadurch vor allem die Wirkung von Amphetamin und Methamphetamin beeinflusst. Für MDMA ist besonders der Serotonintransporter-(SERT)-Polymorphismus interessant, da hier der Hauptwirkort von MDMA lokalisiert ist (▶ **Kap. 4**).

Allgemein führen solche Varianten als besonders hervorstechende Beispiele neben zahlreichen anderen bereits entdeckten oder noch unbekannten Variationen dazu, dass sich die Wirkungen von Amphetaminen und anderen Substanzen zwischen verschiedenen Individuen mehr oder weniger stark unterscheiden. Hinzu kommt eine Vielzahl von die Substanzwirkung modulierenden Entwicklungs-, Persönlichkeits- und neuropsychologischen Faktoren.

Dieses Zusammenspiel führt dazu, dass die positiv erlebten Drogenwirkungen sehr unterschiedlich ausgeprägt sein könnten, z. B. von einem kaum spürbaren Kribbeln bis zu einem massiven »Kick«. Ebenso können erhöhte Sensitivitäten für andere Effekte, z. B. halluzinogene oder beruhigende Wirkqualitäten, vorliegen oder heterogene Verträglichkeiten.

Zusätzlich zum Modelllernen wirken nun auch instrumentelle und operante Konditionierungsmechanismen. Orte, Situationen und Personenkreise werden vermehrt mit dem Konsum verknüpft. Die Stärke der Verknüpfung ist dabei vom Grad der Verstärkung durch die Substanz oder von sekundären, damit verbundenen Faktoren abhängig.

Eine mögliche weitere positive Verstärkung könnte der Konsument bspw. durch Änderungen im sozialen Gefüge erleben, dergestalt, dass er z. B. Teil einer homogenen Subgruppe ist (z. B. »Family« beim Raver). Das Ausmaß des Vorteils, den eine Substanz in diesem Zusammenhang akut bedeutet, hängt nicht zuletzt vom intrapsychischen, meist impliziten Vergleich des substanzinduzierten Zustands mit dem prämorbiden Niveau ab. Was hält das Leben jenseits des Konsums für das Individuum bereit? Warten dort auch Verstärker in Form von Anerkennung oder Zuwendung, oder fehlen die dafür notwendigen emotionalen und sozialen Kompetenzen? Auf welche protektiven Fertigkeiten kann die Person zurückgreifen, verfügt sie über funktionale Stressbewältigungsmechanismen und eine ausreichend hohe Selbstwirksamkeitserwartung? Welche Kompetenzen im Umgang mit Drogen finden wir vor, welche Qualität haben das vorhandene soziale Netzwerk und die Kommunikation darin? Kurz gesagt: Ist die Verstärkerbilanz ausreichend gut? Diese Variablen liefern wichtige Informationen, auf deren Basis prognostische Aussagen über die Konsumentwicklung gemacht werden können. Als Faustregel kann gelten: Je stärker der Konsum von ATS durch negative Verstärkung aufrechterhalten wird, also durch den Wegfall eines aversiv erlebten Zustands (z. B. soziale Ängste, innere Leere oder Einsamkeit), desto größer ist die Wahrscheinlichkeit, dass aus dem sporadischen ein regelmäßiger und im weiteren Verlauf auch problematischer Konsum erwächst.

7.3 Wenn der Konsum zur psychischen Störung wird

Schätzungsweise jeder fünfte regelmäßige Konsument von Amphetaminen entwickelt im Laufe seines Lebens einen schädlichen Gebrauch bzw. Missbrauch oder eine Abhängigkeit. Während Ecstasy in diesem Zusammenhang eine vergleichsweise geringe Rolle spielt, ist vor allem die zuvor beschriebene Zunahme des Konsums von Methamphetamin alarmierend. Ob dieser monoton steigende Zuwachs in den nächsten Jahren anhalten wird, bleibt abzuwarten. Beim Übergang vom problematischen zum missbräuchlichen und abhängigen Amphetamin- und Methamphetamin-Konsum tritt die Umweltvariable zunehmend in den Hintergrund (▶ **Abb. 23**). Zwar spielen Faktoren wie Verfügbarkeit, Medienberichterstattung, Veränderungen in der Jugendkultur oder Legalitätsstatus verschiedener Substanzen weiterhin eine Rolle. Allerdings sind neben dem individuellen prämorbiden Niveau die intrapsychischen und neuronalen Veränderungen im fortgeschrittenen Konsumstadium mit Störungs- bzw. Suchtentwicklung die Faktoren, die den größten Teil der Varianz aufklären.

Im Kapitel 4.4 zur Neurobiologie und Lernpsychologie der Sucht wurde bereits auf die vielfältigen neuropsychologischen Veränderungen hingewiesen, die mit einer Abhängigkeitsentwicklung einhergehen. Lerngeschichte und veränderte Hirnphysiologie führen zu einem Konsum, der sich zunehmend vom ursprünglichen Set-

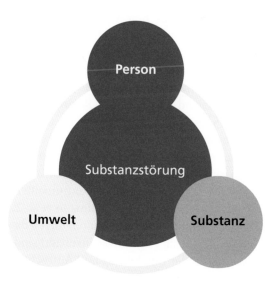

Abb. 23: Bedingungsgefüge des missbräuchlichen und abhängigen Substanzkonsums

ting (Umwelt) und der ursprünglichen Motivation loslöst. Die Einnahme ist nur noch mit einer geringen positiven Verstärkung verbunden, vielmehr dient sie zunehmend dem Ausgleich/Vermeiden akuter Entzugssymptome oder chronischer Defiziterlebnisse (negative Verstärkung). Der abhängige Konsum läuft weitestgehend ohne erlebten und beobachtbaren Lustgewinn ab. Vielmehr erscheint dieser ein automatisiertes Verlangen auszudrücken (»wanting«, nicht »liking«). Hier zeigt sich, dass Dopamin als Schlüsseltransmitter der Sucht nicht die Belohnung per se vermittelt, sondern die motivationale Hinwendung oder Auslenkung. Hierzu passen anekdotische Berichte von Amphetaminabhängigen, die ihren Konsum als ungewollt und dennoch teilweise nicht steuerbar wahrnehmen. Dies kann in extremen Fällen bis zum kompletten Kontrollverlust über das automatisiert ablaufende Suchtverhalten führen.

Auf neurobiologischer Ebene könnte man dieses Wechselspiel aus zwanghafter Drogeneinnahme und deren Kontrolle als Wettkampf zwischen striatal-dopaminerger Aktivierung (Belohnungszentrum) und medio-frontaler Aktivierung (Impulskontrolle, Inhibition) verstehen. Zu Beginn des chronischen ATS-Konsums ist die Fähigkeit, dem Impuls zum wiederholten Gebrauch zu widerstehen, vor allem eine Frage von Persönlichkeitseigenschaften. Möglicherweise kommt den neurotoxischen Effekten der Amphetamine im weiteren Verlauf der Suchtentwicklung eine stetig wachsende Bedeutung zu. Schließlich zeigt sich vorwiegend in denjenigen Regionen des Gehirns ein Abbau der grauen Substanz, die auch maßgeblich an der Steuerung von süchtigem Verhalten beteiligt sind. So konnten wir in eigenen Studien bei Konsumenten mit regelmäßigen und hohen kumulativen ATS-Einnahmen eine Abnahme der kortikalen Masse in frontalen Assoziationsgebieten zeigen. Gelegenheitskonsumenten waren bzgl. dieses Befundes hingegen unauffällig (Daumann et al. 2011; Koester et al. 2012). Diese Forschungsergebnisse unterstützen die Hypothese, dass diese frontalen Areale in Regelkreise involviert sind, deren Integrität und Funktion mit der Entstehung und Aufrechterhaltung von Suchtverhalten in Zusammenhang gebracht werden.

8

Diagnostik

Der gelegentliche Konsum von Amphetaminen und Ecstasy (amphetamine-type stimulants/ATS) ist in der Bevölkerung relativ verbreitet und die Entscheidung für eine klinische Diagnose kann nicht alleine nach der Dosis bzw. Häufigkeit des Konsums gefällt werden. Grundsätzlich gelten für Menschen mit Stimulanzienkonsum die gleichen Diagnosekriterien wie für Menschen mit Konsum anderer Suchtstoffe. Wie auch sonst im europäischen Raum gelten in Deutschland die WHO-Kriterien der ICD-10. Diese Kriterien müssen bei der Diagnosefindung systematisch abgeklärt werden. Dabei ist es sinnvoll, je nach Situation und Setting, in dem die Diagnostik stattfindet, möglichst mehrere Informationsquellen einzubeziehen (WHO 2000). Dazu zählen die anamnestischen Angaben des Patienten selbst und ggf. noch fremdanamnestische Angaben aus dem familiären und/oder sozialen Umfeld, die Befunderhebung hinsichtlich charakteristischer psychischer und körperlicher Merkmale, die Verlaufsbeobachtung unter Abstinenz- bzw. Therapiebedingungen, ferner toxikologische Analysen von Blut-, Urin- oder Haarproben sowie ggf. noch Analysen von im Besitz des Patienten befindlichen Substanzen.

8.1   Diagnostisches Vorgehen

Empfehlungen zum diagnostischen Vorgehen bei Konsumenten von ATS finden sich in der Leitlinie der DGPPN (heute: Deutsche Gesellschaft für Psychiatrie und Psychotherapie, Psychosomatik und Nervenheilkunde) und der DG-Sucht (Deutsche Gesellschaft für Suchtforschung und Suchttherapie), die allerdings über 10 Jahre alt ist (Thomasius und Gouzoulis-Mayfrank 2004, 2006). Die Leitlinien zu substanzbezogenen Störungen aus den USA und Großbritannien sind auch relativ alt und enthalten zudem keine spezifischen Hinweise zu Störungen durch ATS (APA 2006; NICE 2008).

Bei einer ausführlichen Exploration sollen die Konsummerkmale für die Amphetamine und andere Substanzen erhoben werden. Darüber hinaus sollen die komorbiden psychischen Störungen und die sozialen Auswirkungen abgeklärt werden. Standardisierte und halbstandardisierte Interviews müssen nicht zwingend eingesetzt werden, sie bieten aber eine gute Orientierung für die strukturierte klinische Diagnostik. Beispielhaft bietet sich das CIDI (Composite International Diagnostic Interview) mit dem substanzspezifischen CIDI-SAM (substance abuse module) an, das die Diagnosekriterien nach ICD-10 abfragt (Wittchen und Semmler 1991).

Eine Zusammenfassung der wichtigen Aspekte, die im Rahmen der psychiatrischen, suchtspezifischen und somatischen Diagnostik Berücksichtigung finden sollen, findet sich in den nachfolgenden Übersichten.

Leitfaden für die psychiatrische und suchtspezifische Diagnostik bei Konsumenten von Amphetaminen und Ecstasy (modifiziert und erweitert nach Thomasius und Gouzoulis-Mayfrank 2004, 2006)

Biografie und aktuelle soziale Situation
- familiäre Situation
- schulische bzw. Ausbildungs- und Berufssituation
- finanzielle Situation
- Wohnsituation
- juristische Probleme, Straffälligkeit

Sucht- und psychiatrische Anamnese
- Konsum von Amphetaminen/Ecstasy
  - Zeitpunkt des Erstkonsums
  - Gesamtdauer des Konsums und etwaige Abstinenzphasen
  - Konsummengen und Applikationsformen (oral, inhalativ, i.v.)
  - typische (erwünschte) Substanzwirkungen (akuter Rausch), ggf. unerwünschte Intoxikationssymptome wie Angstphänomene, Paranoia u. ä.
  - ggf. Entzugssymptome
  - Ausmaß des Konsums in den letzten Wochen
- Konsum weiterer psychotroper Substanzen
- weitere psychische Störungen (Depressionen, Angststörungen, Traumafolgestörungen u. a.)
- frühere ärztliche und nichtärztliche Beratungen und Behandlungen, insbes. Entzugs- und Entwöhnungsbehandlungen
- subjektive Einschätzung des Patienten zu den Konsumfolgen bzw. zum Zusammenhang zwischen Konsum und Problemen/Beschwerden/Störungen
- Problembewusstsein; Motivationslage hinsichtl. Abstinenz oder Konsumreduktion
- aktuelle psychische und vegetative Beschwerden

Somatische Anamnese (insbes. somatische Folgestörungen der Sucht)

Familienanamnese bzgl. Suchterkrankungen und anderer psychischer Störungen

Befunde
* *psychischer Befund*, achten auf: Denkabläufe, paranoide Inhalte, Ängste, Depressivität, Irritabilität, Impulsivität, Aggressivität, Selbstgefährdungsaspekte
* *neurokognitive Funktionen*, achten auf: Konzentrations- und Merkfähigkeitsstörungen, Zeitgitterstörungen
* *ggf. standardisierte psychologische Testdiagnostik* bzgl. kognitiver Störungen

---

Leitfaden für die somatische und Zusatzdiagnostik bei Konsumenten von Amphetaminen und Ecstasy (modifiziert und erweitert nach Thomasius und Gouzoulis-Mayfrank 2004, 2006)

Somatische Anamnese

Klinisch-körperliche Untersuchung
Achten auf:
* Allgemein- und Ernährungszustand
* Einstichstellen
* Infektionszeichen
* vegetative Entzugssymptome (bei Mischkonsum insbes. mit Alkohol, Opiaten)
* Hinweise auf Lebererkrankung
* Zahn- und Hautstatus
* Hinweise auf Verletzungen (z. B. Stürze)

Zusatzuntersuchungen

+ *Routinelabor*
  Achten auf: Zeichen der Myokardischämie, Blutgerinnungs-
  störungen, Blutgase, Leberwerte, Ggf. Hepatitis- oder HIV-
  Serologie
+ *EKG, ggf. Röntgen-Thorax, ggf. Abdomen-Sonografie*
+ *Toxikologisches Labor*
  – Urinuntersuchung auf Amphetamine und Ecstasy (im
    Screeningtest 1 bis 3 Tage nach dem Konsum nachweisbar)
  – ggf. Bestätigungstest
  – ggf. Haaranalysen
+ *ggf. umfassende kardiologische und pulmonologische Diagnostik* (bei klinischer Symptomatik)

8.2   Schädlicher Gebrauch

Ein schädlicher Gebrauch von Amphetaminen oder Ecstasy nach
ICD-10 (Code F15.1) liegt vor, wenn der Substanzkonsum zu einer
manifesten Gesundheitsschädigung geführt hat. Beispiele für eine
solche Gesundheitsschädigung können eine psychische Störung,
z. B. eine drogeninduzierte Psychose oder depressive Störung, oder
aber eine körperliche Erkrankung bzw. Komplikation sein, z. B.
eine Hepatitis. Im Rahmen der diagnostischen Abklärung muss
darauf geachtet werden, dass die Gesundheitsstörung in der Tat
eine *Folge* des Konsums sein muss, wenn die Diagnose F15.1 gestellt werden soll. Differenzialdiagnostisch müssen somit vorbestehende bzw. komorbide Störungen abgegrenzt bzw. ausgeschlos-
sen werden.

Demnach erfüllen nach der ICD-10-Definition Menschen, die regelmäßig und über Jahre am Wochenende ATS konsumieren, aber
(noch) keine gesundheitliche Störung davon getragen haben, nicht

das Kriterium eines schädlichen Gebrauchs. In diesem Fall kann ein *gefährlicher Gebrauch* (Gebrauch mit *wahrscheinlich* schädlichen Folgen für den Konsumenten) oder ein *dysfunktionaler Gebrauch* (wenn psychischen oder sozialen Anforderungen nicht mehr entsprochen werden kann) festgestellt werden, die klinische Diagnose eines schädlichen Gebrauchs kann jedoch nach ICD-10 (Code F15.1) nicht gestellt werden.

Diese Ausführungen machen deutlich, dass die Definition des schädlichen Gebrauchs nach ICD-10 problematisch ist, zumal negative soziale Auswirkungen des Konsums alleine nicht ausreichen, um die Diagnose zu stellen, selbst wenn diese erheblich sein sollten. Andererseits war auch die alternative Definition des Substanzmissbrauchs nach dem amerikanischen DSM-IV wenig befriedigend und wies eine geringe Reliabilität auf. Aus diesem Grund wurde in der neuen Auflage des DSM-V V die Differenzierung der Suchterkrankungen in Missbrauch und Abhängigkeit gänzlich aufgegeben und eine einheitliche Kategorie »Substance use disorders« (Substanzgebrauchsstörung) eingebracht (APA 2013). Diese diagnostische Verschmelzung bringt jedoch andere Problematiken mit sich, so wird nun das bislang gut abgrenzbare und klar definierte Konstrukt der Abhängigkeit aufgeweicht (Heinz und Friedel 2014). Ob der gleiche Schritt auch bei der bevorstehenden Revision der ICD-Klassifikation vollzogen wird, kann aktuell noch nicht abgeschätzt werden.

Die Diagnose eines schädlichen Gebrauchs von Amphetaminen oder Ecstasy wird auf Basis der Anamnese und ggf. Fremdanamnese, klinischer Befunde und ggf. Zusatzbefunde bzgl. körperlicher Schädigungen bzw. Folgeerkrankungen gestellt. Toxikologische Laboruntersuchungen spielen praktisch keine Rolle für die Diagnosesicherung.

8.3 Abhängigkeit

Definition

Eine Abhängigkeit von Amphetaminen oder Ecstasy nach ICD-10 (Code F15.2) liegt dann vor, wenn mindestens drei der folgenden Kriterien während der vorangegangenen 12 Monate gleichzeitig erfüllt waren.

1. Der Konsument hat ein starkes, oft unüberwindbares Verlangen, »eine Art Zwang«, die Substanz einzunehmen.
2. Der Konsument hat Schwierigkeiten, die Einnahme zu kontrollieren. Diese Schwierigkeit betrifft den Beginn, die Beendigung und die Menge des Konsums.
3. Bei Abstinenz oder Reduktion des Konsums hat der Konsument körperliche Entzugssymptome. Der Konsum wird fortgeführt, um die Entzugssymptome zu vermeiden oder zu lindern.
4. Toleranz: Der Konsument benötigt immer größere Dosen, damit die gewünschte Wirkung eintritt.
5. Der Konsument vernachlässigt zunehmend andere Verpflichtungen, Aktivitäten, Vergnügen oder Interessen. Der Substanzkonsum wird zum Lebensmittelpunkt und beansprucht viel Zeit für die Beschaffung, den Konsum und die Erholung von den Folgen.
6. Der Konsument fährt mit dem Substanzkonsum fort, obwohl er um die schädlichen Folgen weiß und obwohl schädliche Folgen eingetreten sind.

Die Diagnose einer Abhängigkeit wird häufiger in Bezug auf den Konsum von Amphetamin bzw. Methamphetamin gestellt und selten in Bezug auf Ecstasy. Bei Amphetamin und Methamphetamin kommen insbesondere bei i.v. Konsum schwere Abhängigkeitsent-

wicklungen und schwere Toleranzentwicklungen mit sehr hohen
Dosen vor. Abhängige Konsumenten weisen häufig auch andere
Abhängigkeiten oder schädlichen Konsum auf. Mischbilder einer
schweren Abhängigkeit mit Opiaten, Kokain, Amphetaminen und
Beruhigungsmitteln sind typisch für diese Klientel. Nach ICD-10
sollte die Diagnose nach dem wichtigsten bzw. am häufigsten miss-
brauchten Stoff gestellt werden. Eine *Störung durch multiplen Substanzgebrauch* (Polytoxikomanie) sollte nur dann diagnostiziert
werden, wenn die Substanzaufnahme chaotisch und wahllos verläuft
oder wenn Bestandteile verschiedener Substanzen untrennbar ver-
mischt werden (ICD-10 Code: F19; WHO 2000).

Die Diagnose einer Abhängigkeit von Amphetaminen (oder Ecstasy) wird somit auf der Basis der Anamnese und ggf. Fremdanamnese, klinischer Befunde und ggf. Zusatzbefunde bzgl. körperlicher
Schädigungen bzw. Folgeerkrankungen gestellt. Toxikologische Laboruntersuchungen spielen bei der Diagnosesicherung eine untergeordnete Rolle, sie können jedoch beim Verlaufs- und Therapiemonitoring von Nutzen sein.

8.4 Intoxikation

Die Intoxikation ist per definitionem ein vorübergehender Rausch-
zustand, der nach unkompliziertem Verlauf nach einigen Stunden
abklingt oder aber von somatischen und/oder psychischen Komplikationen begleitet wird. Die ICD-10-Diagnosen einer Intoxikation
mit ATS (Codes F15.0x) sind in Tabelle 1 zusammengestellt.

Eine unkomplizierte Intoxikation mit ATS wird praktisch nie diagnostiziert, einfach weil sich dabei kein Anlass für eine ärztliche
Untersuchung ergibt. Intoxikationen mit psychiatrischen oder körperlichen Komplikationen sind jedoch in Notaufnahmen von Kran-
kenhäusern keine Seltenheit. Wenn körperliche Komplikationen
wie Kreislaufzusammenbrüche, Krampfanfälle und Bewusstseins-

Tab. 1: Diagnosen einer akuten Intoxikation mit ATS nach ICD-10
(modifiziert nach WHO 2000)

Akute Intoxikation mit ATS (ICD-10 Code F15.0x)

F15.00	unkompliziert

mit somatischen Komplikationen:

F15.01	mit Verletzung oder sonstiger körperlicher Schädigung
F15.02	mit sonstigen medizinischen Komplikationen (z. B. Herzrhythmusstörungen, Ischämie)
F15.05	mit Koma
F15.06	mit Krampfanfällen

mit psychischen Komplikationen:

F15.03	mit Delir
F15.04	mit Wahrnehmungsstörungen

störungen vorliegen, stehen sie bei Notfallaufnahmen im Vordergrund und sie machen Intensivmaßnahmen erforderlich. Bei den psychiatrischen Komplikationen kann es sich um delirante oder psychotische Bilder mit Halluzinationen und Wahnvorstellungen, um expansiv-aggressive Zustände, um ängstlich-agitierte oder aber um depressive Bilder handeln.

Nach Konsum von Amphetamin und Methamphetamin sind psychotische Bilder mit akustischen oder taktilen Halluzinationen (»Ameisenlaufen«, Gefühl, als ob »Wanzen« unter der Haut laufen, dabei häufig Aufkratzen und manchmal Eröffnung der Haut mit Messern o. ä.) und Verfolgungsideen (Speed-Paranoia), starker Bewegungsdrang und agitiert-expansive Zustände typisch. Sie können mit erheblicher Fremdaggressivität einhergehen. Nach Ecstasy-Konsum sind als Komplikation eher ängstlich-agitierte Bilder typisch, psychotische Bilder können jedoch auch auftreten. Wenn die halluzinatorischen Elemente deutlich im Vordergrund stehen, wird die

115

Diagnose *Intoxikation mit Wahrnehmungsstörungen* (F15.04) gestellt, ansonsten die Diagnose *Intoxikation mit Delir* (F15.03). Die Symptome setzen je nach Applikationsroute kurz nach Injektion oder Inhalation oder innerhalb von ca. 30 Minuten nach oraler Einnahme ein und dauern bei Ecstasy ca. 3 bis 4 Stunden und bei Amphetamin und Methamphetamin bis zu 8 oder 10 Stunden an.

In der Akutsituation ist es häufig nicht möglich, eine Anamnese vom Betroffenen zu erhalten. Hier kommt zunächst der Fremdanamnese und weiteren Hinweisen aus dem Umfeld eine besondere Bedeutung zu. Die Erhebung der Anamnese beim Betroffenen muss nach Abklingen der Intoxikation nachgeholt werden. Wichtig für die Diagnosestellung sind der klinisch-psychopathologische Befund und die Verlaufsbeobachtung, die ein Abklingen der Symptomatik innerhalb von Stunden ergibt. Ggf. wird die Diagnose durch das Monitoring körperlich-vegetativer Begleitsymptome unterstützt, falls die körperliche Symptomatik nicht ohnehin im Vordergrund steht (Steigerung von Blutdruck und Herzfrequenz, Pupillenerweiterung, Schwitzen; Abklingen parallel zum Abklingen der psychischen Symptome).

Eine besondere Bedeutung kommt den toxikologischen Laboruntersuchungen zu, die bei der Diagnosesicherung eine wichtige Rolle spielen. Amphetamine und Methylendioxyamphetamine (Ecstasy) sind bei den gängigen kommerziellen Screenings bis zu drei Tage nach dem Konsum im Urin nachweisbar. Mittels kommerzieller Schnelltests mit Urinstreifen liegt innerhalb von Minuten ein Ergebnis vor, bei positiven Befunden sollte aber auf jeden Fall noch ein toxikologischer Bestätigungstest in einem Labor durchgeführt werden. Die toxikologischen Urinuntersuchungen sind insgesamt sehr verlässlich, so dass negative Befunde, zumal bei Wiederholung, stark gegen die Diagnose einer Intoxikation durch Amphetamine oder Ecstasy sprechen. Bei einem negativen Testbefund und deutlichen Hinweisen auf eine Intoxikation sollte an andere Substanzen gedacht werden, evtl. auch an Substanzen, die nicht in den gängigen Screeningtests erfasst werden. In Einzelfällen können forensisch-toxikologische Analysen von Substanzproben aus dem Umfeld wichtige Hinweise auf die eingenommene Substanz liefern.

8.5 Entzug

Bei abhängigen Konsumenten von Amphetamin und Methamphetamin kann es in der Abstinenz zu einem charakteristischen Entzugssyndrom mit Suchtdruck (Craving), Unruhe, Ängstlichkeit, Konzentrationsstörungen, Schlafstörungen und depressiven Einbrüchen bis hin zur Suizidalität kommen. Die Symptome dauern in der Regel etwa eine Woche, bei schwerer Abhängigkeit kann das Entzugssyndrom jedoch über zwei bis drei Wochen protrahiert verlaufen.

Die Diagnose des Entzuges von Amphetaminen (ICD-10 Code F15.3) wird somit in erster Linie auf der Basis von Anamnese, klinischer Befunde und Verlaufsbeobachtung gestellt. Toxikologische Laboruntersuchungen sind für die Diagnosesicherung streng genommen nicht erforderlich, bei stationärer Entgiftung gehört es jedoch zum üblichen Standard toxikologische Urinscreenings als Monitoring durchzuführen. Da Amphetamine in den Urintests nur über ca. drei Tage nachweisbar sind, müssen die Befunde am Ende der Entgiftungsphase auf jeden Fall negativ sein.

Ein vergleichbares Entzugssyndrom bei Abstinenz von Ecstasy ist nicht bekannt. Ecstasy hat ganz sicher kein körperliches Abhängigkeitspotenzial und es ist eher unwahrscheinlich, dass es überhaupt ein psychisches Abhängigkeitspotenzial hat. Ecstasy-Konsumenten beschreiben aber häufig Störungen des Befindens am Tag nach dem Konsum, die mit Kopfschmerzen, Unwohlgefühl, Schlafstörungen, Frösteln, Irritabilität und Stimmungstiefs einhergehen. Es handelt sich um eine Art »Kater« nach dem Konsum, der sich manchmal auch über zwei bis drei Tage hinziehen kann. In Fachpublikationen spricht man hier seit den 1990er Jahren von einem »mid-week low« nach dem »week-end high« (Curran und Travill 1997). Diese Beschwerden korrelieren nicht mit der Häufigkeit oder Schwere des Konsums und sie können auch nach dem ersten Probieren von Ecstasy auftreten. Sie entsprechen somit nicht einem Entzugssyndrom im Sinne der ICD-10 und sie bieten eher selten Anlass zur Konsulta-

117

tion, weil in der Szene bekannt ist, dass es sich um ein häufiges und in der Regel flüchtiges Phänomen handelt. Im Rahmen der ICD-10 können sie als *sonstige psychische und Verhaltensstörung* (F15.8) codiert werden.

8.6   Substanzinduzierte Störungen

Bei den induzierten Störungen handelt es sich um zeitlich befristete Syndrome, die sich als Folge des Konsums manifestieren, die jedoch im Gegensatz zu den Intoxikationssyndromen (ICD-10 Codes F15.0x) deutlich über den Zeitraum der pharmakologischen Wirkung der Substanzen hinaus andauern. Nach den Kriterien der ICD-10 tritt eine amphetamininduzierte Störung (F 15.5x) direkt nach dem Konsum oder spätestens innerhalb von zwei Wochen nach dem letzten Konsum auf, und sie dauert in der Regel mehrere Tage bis Wochen, wobei leichtere (Rest-)Symptome bis zu sechs Monate persistieren können (WHO 2000). Die ICD-10-Diagnosen einer induzierten psychotischen Störung durch ATS (Codes F15.5x) sind in Tabelle 2 zusammengestellt.

Phänomenologisch handelt es sich um ähnliche Bilder wie sie auch als Komplikation im Rausch auftreten können, insbesondere Psychosen mit Halluzinationen und Wahnvorstellungen sowie Depressionen. Auch hier sind nach Amphetamin-Konsum schizophrenieähnliche psychotische Bilder mit Halluzinationen und Verfolgungswahn typisch, während nach Ecstasy-Konsum affektive Störungen mit ängstlich-depressiver Symptomatik häufiger sind.

Entscheidend für die Diagnosestellung ist der zeitliche Zusammenhang zwischen Konsum und Auftreten bzw. Abklingen der psychischen Symptome. So wird der Kliniker bei einem Amphetamin-Konsumenten, der erstmals eine Psychose entwickelt, die über die akute Intoxikation hinaus persistiert, zunächst die Diagnose einer amphetamininduzierten Psychose vergeben. Wenn die psychoti-

Tab. 2: Diagnosen einer induzierten psychotischen Störung durch ATS nach ICD-10 (modifiziert nach WHO 2000)

Induzierte psychotische Störung durch ATS (ICD-10 Codes F15.5x)	
F15.50	schizophreniform
F15.51	vorwiegend wahnhaft
F15.52	vorwiegend halluzinatorisch
F15.53	vorwiegend polymorph
F15.54	vorwiegend depressive Symptome
F15.55	vorwiegend manische Symptome
F15.56	gemischt

sche Symptomatik trotz Abstinenz und antipsychotischer Medikation über Wochen persistieren sollte, dann müsste die Diagnose zu Gunsten einer Diagnose aus dem schizophrenen Formenkreis verworfen werden.

Die Diagnose einer induzierten Störung durch Amphetamine oder Ecstasy wird somit in erster Linie auf der Basis von Anamnese, ggf. Fremdanamnese, klinischer Befunde und der Verlaufsbeobachtung gestellt. Diese ergibt typischerweise ein Abklingen der Symptomatik innerhalb von Tagen bis Wochen nach dem letztem Konsum. Toxikologische Untersuchungen von Urinproben können die Diagnosesicherung initial häufig unterstützen, falls die Patienten innerhalb der ersten drei Tage nach dem letzten Konsum in Behandlung kommen; in diesem Fall müsste ein positiver Befund zu erwarten sein. Ansonsten sind toxikologische Untersuchungen von untergeordneter Bedeutung für die Diagnostik, sie können jedoch beim Verlaufs- und Therapiemonitoring von Nutzen sein.

Schließlich sollen an dieser Stelle *Flashbacks* als seltene Komplikation des Ecstasy-Konsums genannt werden. Es handelt sich hierbei um das erneute spontane Auftreten von Empfindungen und Wahrnehmungen»wie unter der Substanz«, ohne dass der Betroffene erneut konsumiert hat. Flashbacks sind ansonsten nur bei Halluzinogenkonsumenten bekannt. Bei Ecstasy-Konsumenten wurden vereinzelt Flashbacks über Wochen und Monate nach dem letztem Konsum beschrieben. Jeder einzelne Flashback dauert über Sekunden bis wenige Minuten.

8.7 Komorbide substanzbezogene und andere psychische Störungen

Amphetamin-Konsumenten gebrauchen häufig Substanzen aus verschiedenen Stoffklassen mit z. T. festen Kombinationsmustern, wie z. B. Heroin und Amphetamine im Rahmen eines schwer abhängigen Konsummusters oder Amphetamine, Ecstasy, Cannabis und Alkohol im Rahmen eines Wochenendkonsums bei Partys. Die in den Kapiteln 8.2 und 8.3 beschriebenen Kriterien für den schädlichen Konsum und die Abhängigkeit müssen beim diagnostischen Prozess für alle Substanzen geklärt werden, so dass die Diagnosen für die einzelnen Substanzen vergeben werden können. Wenn der Amphetamin-Konsum sich lediglich als Teil eines chaotischen, wahllosen und eher zufalls- bzw. marktabhängigen Mischkonsums darstellt, dann wird nach ICD-10 die Diagnose einer *Störung durch multiplen Substanzgebrauch* gestellt (Polytoxikomanie; F19).

Darüber hinaus finden sich bei Amphetaminabhängigen – wie bei anderen Suchtkranken – überzufällig Komorbiditäten mit anderen häufigen psychischen Störungen, insbes. mit Angst- und depressiven Störungen, Persönlichkeitsstörungen, dem Aufmerksamkeitsdefizit-Hyperaktivitätssyndrom (ADHS), Traumafolgestörungen, aber auch mit Psychosen aus dem schizophrenen Formenkreis. Entscheidend für die Diagnostik und Differenzialdiagnostik komorbider Störungen ist auch hier weniger die Phänomenologie, sondern vielmehr die Beachtung der zeitlichen Zusammenhänge zwischen Konsum und Auftreten der psychischen Symptome. So spricht die

Persistenz depressiver Symptome auch noch mehrere Wochen nach erfolgter Amphetaminentgiftung gegen eine substanzinduzierte oder entzugsassoziierte depressive Symptomatik (ICD-10 Codes F15.54 oder F15.3) und für das Vorliegen einer komorbiden depressiven Störung, die gesondert betrachtet und ggf. behandelt werden sollte. Ein anderes Beispiel: Eine amphetamininduzierte Psychose (ICD-10: F15.50) ist eher unwahrscheinlich, wenn Anamnese und Fremdanamnese deutliche Hinweise auf prodromale, d. h. Vorläufersymptome einer Psychose oder vielleicht sogar flüchtige psychotische Symptome bereits vor Beginn des Konsums ergeben. Auch muss die Diagnose einer amphetamininduzierten Psychose zugunsten einer Psychose aus dem schizophrenen Formenkreis verworfen werden, wenn die Psychose zwar erstmalig in engem zeitlichem Zusammenhang mit dem Konsum von Stimulanzien auftritt, aber im Verlauf auch nach mehreren Monaten trotz geeigneter Therapie und gesicherter Abstinenz symptomatisch bleibt oder im weiteren Verlauf bei gesicherter Abstinenz rezidiviert. Für das Monitoring von Abstinenz und Therapiecompliance sind toxikologische Screeningverfahren im Urin und/oder Haaranalysen sinnvoll und hilfreich.

Somit erfolgt die Diagnostik komorbider psychischer Störungen bei Konsumenten von Amphetaminen und Ecstasy in erster Linie auf der Basis von Anamnese, klinischer Befunde und Verlaufsbeobachtung. Toxikologische Laboruntersuchungen (Urin- und Haaranalysen) können bei Patienten mit schwacher Compliance als Monitoring insbes. bei der Differentialdiagnose amphetamininduzierte vs. komorbide psychische Störung hilfreich sein. In der Praxis ist es allerdings häufig über lange Zeiträume unmöglich, eine definitive Diagnose zu stellen, wenn die Patienten fortdauernd konsumieren oder nur sehr kurze Abstinenzphasen einhalten können.

Bei klinischen Verdachtsmomenten sollte eine Abklärung möglicher kognitiver Störungen durch eine neuropsychologische Leistungsdiagnostik erfolgen. Es ist bekannt, dass Amphetamin- und Ecstasy-Konsumenten residuale kognitive Einschränkungen zeigen können, die als mögliche Folge eines neurotoxischen Hirnschadens diskutiert werden. Störungen des Alltagsgedächtnisses sind die konsistentesten Forschungsbefunde, die mit der Neurotoxizität von MDMA in Zusammenhang gebracht werden (▶ Kap. 5.2.2). Die kognitiven Defizite sind in der Regel relativ subtil, manche Konsumenten klagen jedoch über deutliche Einschränkungen, die bei der Behandlungsplanung und den soziorehabilitativen Maßnahmen berücksichtigt werden müssen.

8.8 Synopsis der toxikologischen Untersuchungen

Im Folgenden sollen die Möglichkeiten und Grenzen forensisch-toxikologischer Untersuchungen für die Diagnostik von Störungen durch ATS zusammengefasst werden.

Bei toxikologischen *Screeningverfahren im Urin* sind Amphetamine und Ecstasy (Methylendioxyamphetamine) über ca. 24 bis 72 Stunden nach dem letzten Konsum nachweisbar. Somit können diese Verfahren zur differenzialdiagnostischen Klärung z. B. bei Verdacht auf eine Intoxikationspsychose beitragen. Ebenfalls können sie eingesetzt werden, um Hinweise auf einen kürzlich zurückliegenden Konsum z. B. im Rahmen einer Entwöhnungsbehandlung zu erhalten. Screeningtests können in Labors durchgeführt werden, es werden aber auch viele kommerzielle Streifentests angeboten, die in der Handhabung einfach und ähnlich verlässlich sind wie die Labortests. Das Problem aller Screeningverfahren ist, dass relativ häufig falsch positive Befunde vorkommen. In den Fällen, bei denen Angaben des Patienten, Klinik und Sceeningbefund nicht zusammenpassen, sollte ein *quantitativer Bestätigungstest* in einem toxikologischen Labor durchgeführt werden. In quantitativen Labortests können Amphetamine und Ecstasy bis zu einer Woche nach dem Konsum detektiert werden. Konzentrationsmessungen von Amphetaminen und Ecstasy sind auch *in Blutproben* möglich, diese Untersuchungsmöglichkeit hat aber in der Praxis eine nur geringe Bedeutung.

Zum Nachweis eines länger zurückliegenden Konsums eignen sich toxikologische *Haaranalysen*, die in spezialisierten Labors der Rechtsmedizin durchgeführt werden können. Der Nachweis von Amphetaminen und Ecstasy ist möglich, da sie – wie auch andere Drogen und körperfremde Verbindungen – in relativ hoher Konzentration in den Haaren eingelagert werden. Geht man davon aus, dass das Kopfhaar um etwa 1 cm pro Monat wächst, ist es bei einer Haarlänge von 6 cm möglich, Hinweise auf den Konsum im zurückliegenden Zeitraum von 6 Monaten zu erhalten. Üblicherweise wird für die Haaranalyse eine etwa kleinfingerdicke Haarsträhne vom Hinterkopf genommen. Bei langen Haaren und langen »Drogenkarrieren« ist es sogar möglich, durch getrennte Analyse der Haarabschnitte differenzielle Hinweise auf den Konsum in verschiedenen Perioden zu erhalten. Allerdings erlauben die gemessenen Konzentrationen nur grobe Hinweise auf die Konsumstärke, da die Haarbeschaffenheit und -farbe, aber auch die Haarbehandlung (Färbungen, Tönungen usw.) den Grad der Aufnahme und Abgabe der Substanzen in und aus den Haaren beeinflussen. Haaranalysen sind relativ teuer und sie sind mehr im forensischen als im klinischen Kontext bedeutsam, sie dienen häufig dem Abstinenznachweis im Rahmen gerichtlicher Auflagen.

9

Therapieplanung und Interventionen

Empfehlungen zur Therapie von Störungen durch ATS finden sich in der Leitlinie der DGPPN (Deutsche Gesellschaft für Psychiatrie und Psychotherapie, Psychosomatik und Nervenheilkunde) und der DG-Sucht (Deutsche Gesellschaft für Suchtforschung und Suchttherapie), die allerdings über 10 Jahre alt ist (Thomasius und Gouzoulis-Mayfrank 2004, 2006). Die Leitlinien zu substanzbezogenen Störungen aus Amerika und Großbritannien sind auch relativ alt und sie enthalten zudem keine spezifischen Empfehlungen für Störungen durch ATS (APA 2006; NICE 2008).

9.1 Akutbehandlung

Bei der Akutbehandlung handelt es sich um Maßnahmen bei notfallmäßigen Behandlungen von Intoxikationssyndromen, um die Linderung einer Entzugssymptomatik und um die qualifizierte Entzugsbehandlung mit motivierenden und psychoedukativen Elementen. Insbesondere bei den ersten zwei Aspekten stehen die medikamentösen Ansätze im Vordergrund. Dennoch liegen hierzu keine gesicherten Studienergebnisse vor. Die Empfehlungen hinsichtlich der medikamentösen Behandlung beruhen überwiegend auf Expertenmeinungen, die wiederum auf der klinischen Erfahrung und Extrapolationen aus Studien mit kokainabhängigen Patienten und/oder Konsumenten von Halluzinogenen basieren. Entsprechend sollte sich der Kliniker dessen bewusst sein, dass hier insgesamt ein schwaches Evidenzniveau vorliegt (Empfehlung der Klasse III nach APA 2006; Thomasius und Gouzoulis-Mayfrank 2006; Gouzoulis-Mayfrank und Scherbaum 2014).

Eine Synopsis der klinischen Empfehlungen zur Pharmakotherapie in der Akutbehandlung bei Amphetamin- und Ecstasy-bezogenen Störungen findet sich in der Tabelle 3. Nähere Ausführungen hierzu folgen in den Kapiteln 9.1.1 und 9.1.2.

9.1.1 Behandlung von Intoxikationssyndromen

Sowohl beim Amphetamin- als auch beim Ecstasy-Konsum können komplizierte, atypische oder psychotische Rauschverläufe und körperliche Komplikationen auftreten, in deren Folge ärztliche Hilfe in Anspruch genommen wird. Über die Versorgung durch Notarzt und/oder Notaufnahme hinaus kann je nach Schweregrad auch eine stationäre Aufnahme indiziert sein. Wenn körperliche Komplikationen wie Kreislaufzusammenbrüche, Krampfanfälle und Bewusstseinsstörungen vorliegen, stehen diese bei Notfallaufnahmen im Vordergrund und sie machen Intensivmaßnahmen erforderlich.

125

Tab. 3: Pharmakotherapie in der Akutbehandlung von Störungen durch ATS

Substanz	Syndrom	Medikation
Amphetamin/ Methamphetamin	Intoxikation mit Erregung/Aggressivität (Delir, F15.03)	Benzodiazepine
	Intoxikation mit psychotischen Symptomen (mit Delir, F15.03; mit Wahrnehmungsstörungen, F15.04)	Benzodiazepine Atypische Antipsychotika
	Entzugssyndrom (F15.3)	Trizyklische Antidepressiva (TZA)
Ecstasy (MDMA und MDMA-ähnliche Substanzen)	Intoxikation mit Angst, Agitation, Depressivität (mit Delir, F15.03)	Benzodiazepine Cave: keine Antidepressiva!
	Intoxikation mit psychotischen Symptomen (mit Delir, F15.03; mit Wahrnehmungsstörungen, F15.04)	Benzodiazepine Cave: keine Antipsychotika!
	Postintoxikationssyndrom (»midweek low«, kodierbar als »sonstige psychische und Verhaltensstörung«, F15.8)	ggf. Benzodiazepine

Wenn psychiatrische Symptome im Vordergrund stehen, handelt es sich bei Amphetaminen vor allem um expansiv-aggressive Entgleisungen, Erregungszustände mit oder ohne Stereotypien oder um expansiv oder ängstlich geprägte Intoxikationspsychosen mit Halluzinationen und Verfolgungs-/Beeinträchtigungsideen. Als Komplikationen des Ecstasyrausches können auch psychotische Phänomene auftreten, häufiger handelt es sich aber um depressiv-ängstliche und agitierte Bilder. Hier ist meistens Behandlung/Überwachung über einige Stunden in der Notaufnahme, manchmal auch eine stationäre Aufnahme über Nacht sinnvoll und erforderlich. Im Extremfall muss dies bei aggressiven oder psychotischen Bildern mit Fremd- oder Eigengefährdung auch gegen den Willen des Betroffenen erfolgen.

Im Vordergrund der Behandlung steht hier die Begleitung und Beruhigung des Betroffenen. Prioritäres Behandlungsziel ist die Sicherung bzw. Verhinderung von Folgeschäden durch Panikzustände bzw. expansives und aggressives Verhalten. Wichtigste Maßnahmen sind die Schaffung einer ruhigen, abschirmenden Umgebung, eine verlässliche personelle Begleitung und ein beruhigendes Gespräch (*talking down*). Alleine dadurch ist oft eine deutliche Besserung erreichbar. Unter optimalen Bedingungen könnte häufig auf eine Medikation verzichtet werden, zumal die Symptome innerhalb von Stunden abklingen. Leider ist dies in der Hektik und Unruhe eines Notaufnahmebetriebes selten möglich, so dass fast immer zumindest auf eine beruhigende Medikation zurückgegriffen wird bzw. werden muss.

Allerdings muss betont werden, dass es in der Akutsituation häufig (zunächst) unklar ist, um welche Intoxikation es sich handelt. In diesem Fall ist es generell sinnvoll, zurückhaltend mit einer Medikation zu sein. Selbst die ansonsten sehr gut verträglichen Benzodiazepine können aufgrund ihrer atemdepressiven Wirkung bei einer Mischintoxikation mit Alkohol oder bei einer Intoxikation mit bestimmten atypischen Halluzinogenen wie Ketamin oder Gammahydroxybuttersäure (GHB, »Liquid Ecstasy«) kritisch sein. Besondere Vorsicht und Zurückhaltung mit Medikationen ist demnach geboten, wenn ein Mischkonsum bekannt ist oder vermutet wird und vor allem wenn Vigilanzschwankungen auffallen, da diese ein Hinweis auf Substanzen mit sedierender und atemdepressiver Wirkkomponente sein können.

Wenn es eindeutig ist, dass es sich um eine Intoxikation durch Amphetamine oder Ecstasy handelt, dann ist die *medikamentöse Behandlung* relativ einfach und sicher. Medikamente der ersten Wahl bei allen oben beschriebenen komplizierten Rauschverläufen sind schnell wirksame *Benzodiazepine*, die beruhigend, abschirmend und angstlösend wirken, z. B. Diazepam 5 bis 20 mg oral oder parenteral, oder Lorazepam 1 mg oder 2,5 mg, ggf. expedit, oral oder i. v. In den meisten Fällen reicht die Benzodiazepinmedikation aus, zumal die Symptomatik nur wenige Stunden andauert.

Bei psychotischen Bildern mit Halluzinationen und Wahnvorstellungen, wie sie vor allem unter Amphetaminen auftreten können, kann es sinnvoll sein zusätzlich ein *Antipsychotikum* zu verabreichen. Die früher übliche Akutmedikation mit einem potenten Butyrophenon, z. B. Haloperidol 5 bis 10 mg oder Benperidol 1 bis 3 mg oral oder parenteral, ist jedoch nicht mehr zu empfehlen, zumal Butyrophenone sehr unangenehme Akutnebenwirkungen haben (Frühdyskinesien) und dysphorische Bilder und Angst noch verstärken können. Empfohlen werden neuere, besser verträgliche atypische Antipsychotika wie Risperidon 2 bis 3 mg oder Olanzapin 5 bis 10 mg oral. Bei psychotischen Rauschverläufen nach Einnahme von Ecstasy sollte man generell zurückhaltender mit einer antipsychotischen Medikation sein. Ausgehend von Erfahrungen mit Halluzinogenen ist zu befürchten, dass Antipsychotika die aversiven und ängstigenden Akutwirkungen noch verstärken können (Gouzoulis-Mayfrank und Scherbaum 2014).

Andere Medikationen sind in der Akutsituation bei einer Intoxikation oder bei Verdacht auf eine Intoxikation mit Ecstasy oder Amphetaminen nicht indiziert. Insbesondere sind Antidepressiva, vor allem SSRIs (Serotonin-Wiederaufnahmeinhibitoren), in der akuten Ecstasyintoxikation kontraindiziert, da sie in dieser Phase unwirksam sind und in der Kombination mit Ecstasy zum lebensbedrohlichen Serotoninsyndrom beitragen können (Gouzoulis-Mayfrank und Scherbaum 2014).

Nach Abklingen der Intoxikation sollten auf jeden Fall eine Diagnostik mit suchtmedizinischem Assessment und psychoedukative Maßnahmen, ggf. auch weitere Behandlungsmaßnahmen, angeboten werden.

9.1.2 Entzugsbehandlung

Viele, vielleicht sogar die meisten Amphetamin- und Ecstasy-Konsumenten schaffen es bei entsprechender Motivation ohne weitere Unterstützung oder mit ambulanten Hilfen, ihren Konsum zu reduzieren oder gar zu beenden. Eine aktuell zunehmende Zahl von Amphetamin- und vor allem von Methamphetamin-Konsumenten *(Crystal Meth)* zeigt jedoch eine schwere Abhängigkeit und eine vergleichbare Behandlungsbedürftigkeit wie Heroin- oder Kokain-Konsumenten. Bei diesen Fällen mit schwerem bzw. bei i.v. Konsum ist eine stationäre qualifizierte Entgiftungsbehandlung erforderlich. Vor allem ist eine Entgiftungsbehandlung bei polyvalenten Drogenabhängigen mit Amphetamin-Konsum indiziert, wenn stärkere Entzugssymptome und/oder komorbide Störungen mit Depressivität und Suizidalität vorliegen.

Erstes und vorrangiges Ziel einer Entzugsbehandlung ist die Linderung der Entzugssymptome selbst und die Vorbeugung von Komplikationen und Folgeschäden. Weitere Ziele einer qualifizierten Entzugsbehandlung sind die Aufklärung hinsichtlich Auswirkungen des Konsums (Psychoedukationsgruppen) und die Stärkung der Abstinenzmotivation bzw. der Motivation für weitergehende Therapieschritte; ferner die Diagnostik, Beratung und ggf. Einleitung einer Behandlung hinsichtlich körperlicher und psychischer Folgeerkrankungen und Komorbiditäten, sowie ggf. die soziale Beratung und Einleitung erster Schritte in Richtung soziorehabilitativer Maßnahmen. Die psychotherapeutischen Maßnahmen, insbes. die Maßnahmen zur Stärkung der Abstinenzmotivation, richten sich nach den Erfahrungen bei Konsumenten anderer illegaler Drogen und haben ihre Basis in den Prinzipien der motivierenden Gesprächsführung (Motivational Interviewing, Millner und Rollnick 2013).

Bei Konsumenten mit starker Amphetaminabhängigkeit treten im Entzug Rebound-Phänomene auf, wie Abgeschlagenheit, Irritierbarkeit und depressiv-ängstliche Verstimmung bis hin zur Suizidalität. Die Symptome dauern ca. eine bis zwei Wochen an. Zur Linderung der Entzugssymptome können – analog zum Kokainentzug – *antriebssteigernde trizyklische Antidepressiva* wie *Desipramin* empfohlen werden (Gouzoulis-Mayfrank und Scherbaum 2014). Deren Wirksamkeit ist für den Kokainentzug gut belegt und sie dürfte bei dem Amphetaminentzug ähnlich sein. Stärker dopaminerg wirksame Substanzen (z. B. Lisurid, Amineptin) wurden vereinzelt getestet, sie können jedoch nicht generell empfohlen werden. Als begleitende Medikation werden während der Entzugsbehandlung manchmal Benzodiazepine gegeben. Sie lindern die Beschwerden, allerdings sollte das Abhängigkeitspotenzial der Benzodiazepine berücksichtigt werden.

Im Vergleich zu den Amphetaminstimulanzien hat *Ecstasy* ein relativ geringes Abhängigkeitspotenzial, so dass sich die Frage nach einer Entgiftungsbehandlung speziell bezogen auf Ecstasy kaum stellt. Bei Mischkonsumenten, die in Behandlung sind, kann sich jedoch das oben beschriebene *Postintoxikationssyndrom* in den Tagen nach dem letzten Ecstasy-Konsum zu der Entzugssymptomatik durch andere Drogen dazu mischen. Die Phänomene (Schlafstörungen, Kopfschmerzen, Frösteln, Irritabilität, ängstlich-depressive Verstimmung) haben große Ähnlichkeiten zu Entzugssymptomen und können leicht damit verwechselt werden. Bei ausgeprägter Symptomatik können vorübergehend *Benzodiazepine* eingesetzt werden, Antidepressiva sind nicht indiziert und unwirksam.

9.2 Postakutbehandlung

9.2.1 Therapieprinzipien und Setting

Abhängigkeitserkrankungen sind grundsätzlich chronisch-rezidivierende Störungen, bei denen auch außerhalb der akuten Phasen eine längerfristige Therapie erforderlich ist. Bei leichteren Konsumformen wie dem Wochenendkonsum von Amphetaminen und/oder Ecstasy bei ansonsten gesunden und sozial gut integrierten Menschen ist in der Regel eine weniger aufwendige Beratung/Behandlung ausreichend. Bei einer Abhängigkeit von Amphetaminen ist jedoch eine längerfristige Postakut- bzw. Entwöhnungsbehandlung mit dem Schwerpunkt auf psychotherapeutische und soziotherapeutische Maßnahmen indiziert.

Bei schwerer und insbesondere bei i.v. Abhängigkeit gelten die gleichen Therapieprinzipien, wie sie bei der Opiat- oder Kokainabhängigkeit etabliert sind (stationäre Entgiftung und Entwöhnung, Nachsorge, Psycho- und Soziotherapie). Unter Berücksichtigung der individuellen Problemfelder und Ressourcen soll jeder Patient unterstützt werden, sein Leben langfristig ohne Drogenkonsum und soweit wie möglich selbständig und kompetent zu führen. Ein kontrollierter Konsum bzw. eine Reduktion des Konsums von Amphetaminen erscheint als Ziel wenig realistisch. Allerdings muss im Verlauf mit Rückfällen gerechnet werden, so dass die Reduktion der Häufigkeit und Schwere der Rückfälle ein wichtiges Behandlungsziel darstellt. Die Patienten sollen mit Unterstützung lernen, die individuell bahnenden Mechanismen ihres Suchtdruckes und Risikosituationen für einen Rückfall zu verstehen, um mit dem Suchtdruck bewusst umzugehen. Die suchtbezogen eingeengten Denk- und Handlungsschemata müssen überwunden bzw. modifiziert werden. Die Patienten sollen lernen, die Auswirkungen ihres Konsums auf ihr soziales Umfeld und ihre Lebensführung zu erkennen. Schließlich sollen die Patienten auch eine adäquate Behandlung der komorbiden psychischen Störungen erhalten (Thomasius und Gouzoulis-Mayfrank 2004, 2006).

Die Postakutbehandlung kann grundsätzlich im stationären, teilstationären oder ambulanten Setting stattfinden. Unabhängig vom Setting stehen psycho- und ggf. soziotherapeutische Elemente im Vordergrund. Bei der stationären Therapie werden zusätzlich im Rahmen eines multimodalen Programmes in größerem Umfang ressourcenstärkende und -aktivierende Elemente wie Sport- und Bewegungstherapie, Ergo- und Arbeitstherapie angeboten.

Nach klinischer Erfahrung können Patienten, die noch relativ gut in einer Sozialstruktur eingebunden sind, ausreichend von ambulanten Behandlungsangeboten profitieren. Fehlen aber ein unterstützendes soziales Umfeld und/oder eine zuverlässige Tagesstruktur, dann sollte eher eine stationäre Behandlung erwogen werden. Darüber hinaus sprechen schwere, insbes. i.v. Konsumformen, relevante körperliche Folgeerkrankungen und komorbide psychische Störungen für eine stationäre Postakutbehandlung. Schließlich sind aber auch die Motivation bzw. Präferenz des Patienten und die regional vorhandenen Behandlungsmöglichkeiten entscheidend für die Wahl des Behandlungssettings. Unter den infrage kommenden Therapieangeboten soll somit das an den individuellen medizinischen und psychosozialen Erfordernissen am besten ausgerichtete, für den jeweiligen Einzelfall aussichtsreichste und am wenigsten restriktive Setting ausgewählt werden (Thomasius und Gouzoulis-Mayfrank 2006).

Im deutschen Suchtkrankenhilfesystem werden stationäre und teilstationäre Entwöhnungsprogramme überwiegend in spezialisierten Rehabilitations- und Adaptionseinrichtungen durchgeführt. Ambulante Entwöhnungsprogramme werden in Suchtberatungs- und/oder -behandlungsstellen, Fachambulanzen bzw. Institutsambulanzen psychiatrischer Krankenhäuser und weiteren niedrigschwelligen Einrichtungen angeboten. Überwiegend wird die Behandlung durch die Rententräger und nur zu einem kleineren Anteil von den Krankenkassen übernommen. In Tabelle 4 findet sich eine Zusammenfassung aktueller statistischer Daten zu der Rehabilitationsbehandlung von Patienten mit ATS-Abhängigkeit.

Tab. 4: Statistische Daten zu der ambulanten und stationären Rehabilitationsbehandlung bei Patienten mit Störungen durch ATS (Daten aus der Jahresstatistik 2012 der professionellen Suchtkrankenhilfe, Steppan et al. 2014)

Klienten mit Hauptdiagnose einer ATS-bezogenen Störung	In der ambulanten Reha	In der stationären Reha
Durchschnittliche Behandlungsdauer	204,8 Tage	106,2 Tage
Anteil von Klienten mit Hauptdiagnose einer ATS-bezogener Störung am Gesamtklientel	4,8 %	3,7 %
Altersschwerpunkt	20–34 Jahre (77,7 %)	20–34 Jahre (82,4 %)
Anteil von Alleinstehenden	53,2 %	60,2 %
Anteil von Erwerbslosen	43,2 %	59,8 %
Komorbidität mit anderen substanzbezogenen Störungen	28,2 % Alkohol 48,4 % Cannabis 11,6 % Kokain 4,7 % Heroin 5 % LSD	51,2 % Alkohol 60,2 % Cannabis 28 % Kokain 10,7 % Heroin 18 % LSD

Nach der aktuellen Jahresstatistik der professionellen Suchtkrankenhilfe rangieren die Störungen durch Stimulanzien bei ambulanten und stationären Rehabilitationsbehandlungen bereits an vierter Stelle nach den Störungen durch Alkohol, Opioide und Cannabis. Damit machen ATS-Konsumenten einen größeren Anteil des Klientels in Rehabilitationsbehandlungen aus als die Kokain-Konsumenten (Steppan et al. 2014). Sowohl im ambulanten als auch im stationären Setting sind ca. 80 % der Patienten im Altersbereich von 20 bis 35 Jahren. Mehr als die Hälfte der Patienten mit der Hauptdiagnose einer Störung durch Stimulanzien sind alleinstehend, das ist vergleichbar bzw. sogar etwas mehr als bei Opiat- und Kokainabhängigen. Hinsichtlich der beruflichen Integration waren die Quoten mit 43 % Erwerbslosen unter den ambulanten und 60 % unter den stationären Klienten zwar besser als bei Opiatabhängigen, aber schlechter als bei Alkohol- und Kokainabhängigen. Laut Statistik haben die meisten Klienten mit der Hauptdiagnose einer Stimulanzienabhängigkeit auch andere Diagnosen aus dem Suchtbereich (Steppan et al. 2014).

Diese Daten machen deutlich, dass die Gruppe von abhängigen Amphetamin-Konsumenten vergleichbar schwer betroffen ist wie Konsumenten der sog.»harten Drogen« (Opiate, Kokain). Zudem bestätigt sich, dass die Klienten in stationärer Rehabilitationsbehandlung schwerer betroffen sind im Vergleich zu den Klienten in ambulanter Rehabilitationsbehandlung.

An dieser Stelle möchten wir darauf hinweisen, dass bei der Planung der Entwöhnungsbehandlung, insbesondere bei der Psychotherapie und den soziorehabilitativen Maßnahmen, die ggf. bestehenden kognitiven Einschränkungen der Patienten bedacht und berücksichtigt werden sollen. Die Einschränkungen, die am häufigsten den Bereich der Merkfähigkeit, manchmal aber auch die Aufmerksamkeit betreffen, werden mit neurotoxischen Eigenschaften der Substanzen in Zusammenhang gebracht (▸ Kap. 4.2, ▸ Kap. 5.2.2). Die kognitiven Defizite sind in der Regel relativ subtil, sie können jedoch bei jungen Menschen potenziell mit den rehabilitativen Zielen interferieren und somit bedeutsam werden.

9.2.2 Psychotherapie

Die Psychotherapie bildet das Kernstück der Postakutbehandlung bei abhängigen Patienten, so auch bei Menschen mit Amphetaminabhängigkeit. In der Praxis finden psychoedukative, motivationsfördernde und verhaltenstherapeutische, aber auch tiefenpsychologische und systemische Ansätze Anwendung. Insbesondere bei jungen Patienten spielen systemische und familientherapeutische Elemente eine wichtige Rolle.

Für die motivationsfördernden und verhaltenstherapeutischen Ansätze ist die Studienlage ausreichend gut, so dass hier von einer sicheren Evidenz für eine (moderate) Wirksamkeit ausgegangen werden kann. Aus dem angloamerikanischen Raum liegen Ergebnisse mehrerer randomisierter kontrollierter Studien und sorgfältig durchgeführter Verlaufsstudien vor, die positive Effekte von z. T. recht kurzen Interventionen mit motivationalen und kognitiv-behavioralen Elementen sowie von klassischen verhaltenstherapeutischen Ansätzen wie das Kontingenzmanagement zeigen (Übersichten in Lee und Rawson 2008; Vocci und Montoya 2009; McDonell et al. 2013). Teilweise wurde auch ein Nutzen der kognitiv-behavioralen Psychotherapie hinsichtlich der begleitenden psychiatrischen Symptomatik gezeigt. Insgesamt sind die Effektstärken zwar nur gering bis mittelstark, bei ausreichend motivierten Patienten sollten aber nach der Studienlage behaviorale Interventionen angeboten werden (Empfehlung nach Klasse I, APA 2006; Gouzoulis-Mayfrank und Scherbaum 2014).

Im Folgenden werden die Grundprinzipien derjenigen psychotherapeutischen Ansätze kurz skizziert, für die eine ausreichende Evidenz hinsichtlich der Wirksamkeit vorliegt.

Motivierende Gesprächsführung (Motivational Interviewing/MI)

Die Stärkung der Abstinenzmotivation ist ein zentraler Bestandteil jeder Behandlung von Menschen mit Konsumproblemen. Hinsichtlich der Grundlagen und Prinzipien des MI, das sich ursprünglich aus der Gesprächstherapie entwickelte, wird hier auf die Monografie von Miller und Rollnick (2013) verwiesen. MI wird überwiegend im Einzelsetting durchgeführt, es gibt jedoch auch Ansätze für Gruppentherapien (Motivationsgruppen). Zusammenfassend basiert MI auf der Erkenntnis, dass die Abstinenzmotivation keine statische Größe darstellt, dass es also weder den *grundsätzlich motivierten* noch den *grundsätzlich unmotivierten* Klienten gibt. Vielmehr durchlaufen Menschen mit Konsumproblemen regelhaft Stadien oder Stufen ihrer Motivationslage zur Abstinenz. MI basiert auf dem 5-stufigen Motivationsmodell von Prochaska und DiClemente (1986), welches die Stadien der *Absichtslosigkeit, Absichtsbildung, Vorbereitung, Handlung* und *Aufrechterhaltung* vorsieht. MI zielt auf die Unterstützung des Klienten bei der Entwicklung und Verstärkung seiner eigenen, intrinsischen Motivation zur Veränderung des Konsumverhaltens, d. h. bei der Bewegung von den niedrigen zu höheren Motivationsstadien. Daraus geht hervor, dass MI seine Domäne vor allem in der Therapie von Klienten in niedrigen Motivationsstadien (*Absichtslosigkeit* und *Absichtsbildung*) und im Stadium der *Vorbereitung* hat.

Bei Klienten in niedrigen Motivationsstadien versucht der Therapeut zunächst Akzeptanz zu vermitteln und eine positive, vertrauensvolle therapeutische Beziehung aufzubauen. Im weiteren wird die Bereitschaft des Klienten für eine offenere Auseinandersetzung mit der Abhängigkeitsproblematik gefördert. Der Therapeut nimmt Einfluss auf die »Entscheidungswaage« (Argumente für und wider die Fortsetzung des Konsums), indem er den Klienten auf die kurzfristige Natur der Pros und die langfristige Natur der Kontras stößt und ihn dazu bringt, selbst Motivationsäußerungen zu machen. Ferner unterstützt er ihn dabei, Wege zur Abstinenz und Hilfsmöglichkeiten bzw. Ressourcen zu erkennen, ohne ihm vorschnell fertige Lösungen anzubieten. Eine wichtige Rolle hat dabei die Informationsvermittlung bzw. Aufklärung über die gesundheitlichen Auswirkungen des Konsums sowohl generell (Psychoedukation) als auch speziell bei dem Klienten selbst (bei ATS-Konsumenten z. B.

anhand auffälliger testpsychologischer Befunde zur kognitiven Leistungsfähigkeit).

Die vier Grundprinzipien der therapeutischen Haltung im Rahmen des MI sind:

1. *Empathie ausdrücken:* Der Therapeut drückt Verständnis aus. Er ist empathisch, akzeptiert den Klienten, wie er ist, respektiert seinen Willen und Entscheidungen und unterstützt ihn dennoch in seinen Bemühungen um Veränderung. Er hört zu und vermeidet offene Kritik.

2. *Diskrepanz entwickeln:* Der Therapeut hilft dem Klienten, die Diskrepanz bzw. den Abstand zwischen seiner aktuellen Lebenssituation und seinen Wunschzielen sowie den Beitrag der Abhängigkeitsproblematik zu diesem Abstand zu erkennen (Wo stehe ich heute? Wo würde ich gerne stehen? Pros und Kontras vermitteln).

3. *Widerstand umlenken:* Der Therapeut erkennt, aber benennt nicht den Widerstand des Klienten. Er lässt den Inhalt von Widerstandsäußerungen zunächst gelten und versucht ihn zu »umschiffen«, indem er den Blick auf alternative Sichtweisen lenkt. Er versucht den Klienten nicht durch Argumentieren zu überzeugen, dass er ein Abhängigkeitsproblem hat, da dies den Klienten wahrscheinlich in die Defensive treiben und ein verteidigendes, oppositionelles Verhalten provozieren würde. Der Therapeut unterstützt vielmehr den Klienten, seine Problematik selbst zu erkennen.

4. *Selbstwirksamkeit fördern:* Der Therapeut unterstützt und stärkt den realistischen Optimismus des Klienten, sein Selbstvertrauen bzw. die Zuversicht in seine Fähigkeit zur Veränderung. Ohne diese Selbstwirksamkeit bzw. Hoffnung, etwas verändern zu können, würde das Problembewusstsein allein nicht ausreichen. Im Gegenteil, ohne Hoffnung würde das Erleben der Ausweglosigkeit eher noch stärkere defensive Mechanismen wie Verleugnung und Rationalisierung mobilisieren, um die Situation erträglicher zu machen.

Im Stadium der *Vorbereitung* geht es darum, den Klienten bei der Entwicklung eines effektiven und realistischen Änderungsplans zu unterstützen, Hilfsmöglichkeiten und Verhaltensalternativen zu erarbeiten, Techniken und Bewältigungsstrategien zu vermitteln, das gesunde Selbstvertrauen zu stärken, aber auch vor überstarken Erfolgserwartungen und nachfolgenden Enttäuschungen zu schützen. Dies bedeutet, dass in diesem dritten motivationalen Stadium die Interventionen sich bereits in Richtung kognitiv-verhaltenstherapeutischer Ansätze verändern.

In den fortgeschrittenen Motivationsstadien der *Handlung* und *Aufrechterhaltung* verschiebt sich der Schwerpunkt der Psychotherapie deutlicher von motivationsstärkenden zu verhaltenstherapeutischen Techniken, zumal der Wille bzw. die Motivation zur Abstinenz oder Konsumreduktion von Seiten des Klienten eine Voraussetzung für den sinnvollen Einsatz der Verhaltenstherapie (VT) ist. Begleitende motivationale Interventionen mit dem Fokus auf die Anerkennung des bereits Geleisteten und die weitere Stärkung der Abstinenzmotivation sind jedoch weiterhin sinnvoll.

Verhaltenstherapie (VT), Kognitive Verhaltenstherapie (KVT)

Hinsichtlich der Grundlagen und Prinzipien der VT und der KVT bei Abhängigkeitserkrankungen wird an dieser Stelle auf die Basisliteratur verwiesen, z. B. auf die Standardwerke von Marlatt und Gordon (1985) und Beck et al. (1993). Sowohl kognitive als auch übende verhaltenstherapeutische Interventionen können im Einzel- oder im Gruppensetting durchgeführt werden. Obwohl systematisch zwischen den klassischen und den kognitiven Verfahren unterschieden wird, werden sie in der Praxis meistens in Kombination eingesetzt. Folglich werden sie an dieser Stelle gemeinsam skizziert.

Bei der Erstellung des verhaltenstherapeutischen Fallkonzeptes werden die kognitiven Grundüberzeugungen und Schemata sowie die damit in Zusammenhang stehenden dysfunktionalen automatischen Gedanken und Emotionen vor dem Hintergrund der Biografie und der aktuellen Lebenssituation erarbeitet. In der Therapie

137

wird insbesondere versucht, die dysfunktionalen suchtspezifischen Grundannahmen und katastrophisierenden Gedanken zu identifizieren (z. B. »ohne Speed schaffe ich es nicht, meinen Alltag zu meistern«) und mittels des sokratischen Dialoges zu modifizieren (kognitive Umstrukturierung). Hierzu werden häufig Gedankentagebücher geführt. Ziele einer kognitiven Umstrukturierung können die Modifikation einer geringen Selbstwirksamkeitsüberzeugung und eines negativen Selbstbildes sein oder aber die Reattribution der Verantwortung für das eigene Handeln auf sich selbst. Mit Hilfe einer systematischen Analyse der kurz- und langfristigen Vor- und Nachteile von Konsum und Abstinenz (Pro-/Kontraliste) sollen zunehmend Abstinenzgedanken entwickelt und möglichst geübt werden.

Im Rahmen klassisch-verhaltenstherapeutischer Interventionen wird das Problemverhalten (Konsum, Rückfall) genau beschrieben und analysiert, die Verhaltensziele werden festgelegt und der Weg dorthin geplant (Problembeschreibung und -analyse, Zielanalyse, Veränderungsplanung und -intervention). Die Ergebnisse der erfolgten Schritte werden ebenfalls analysiert und die Veränderungsplanung ggf. reevaluiert und angepasst. Im Rahmen der Rückfallprävention lernen die Klienten Risikosituationen und -verhaltensweisen zu erkennen, die das Verlangen (*craving*) nach Stimulanzien triggern (z. B. allein sein, keine Tagesstruktur haben, sich in der Szene mit Bekannten treffen, die ebenfalls konsumieren, Drogen zu Hause haben u. a.). Sie lernen, solche Gefahren, sofern dies möglich ist, zu vermeiden und sich mit anderen Aktivitäten abzulenken (z. B. ins Kino gehen, Sport, Musik hören u. a.). Wo die Vermeidung der Gefahrensituationen nicht möglich ist, lernen sie, mit dem Verlangen nach der Droge effektiv umzugehen (Stimuluskontrolle). Sie erfahren, dass die »Spitze« des *craving* endlich ist, und lernen mit Hilfe kognitiver und Selbstentspannungstechniken diese Spitze auszuhalten, bis das *craving* von selbst nachlässt. Zu diesen Techniken gehören z. B. das gezielte Abrufen eigener negativer früherer Erfahrungen in Zusammenhang mit dem Konsum und die Konzentration auf die physiologischen Komponenten des *craving*.

Zu den klassisch-verhaltenstherapeutischen Techniken gehören der systematische Aufbau von Aktivitäten, die eine positive soziale Integration begünstigen (tägliche Aktivitätenpläne), Verhaltensexperimente im sozialen Umfeld der Klienten mit therapeutischer Vor- und Nachbereitung sowie Rollenspieltechniken in der Einzel- oder Gruppentherapie. Insbesondere üben die Klienten in Rollenspielen die Fähigkeit, Konsumangebote in freundlichem, aber bestimmtem Ton abzulehnen, sich dem sozialen Druck des Bekanntenkreises zu widersetzen und sich Hilfe und Unterstützung von geeigneten Personen aus ihrem sozialen Umfeld zu erbitten (Training von *resistance skills*). Allerdings erkennt die VT, dass ein Abhängigkeitsproblem nicht isoliert von anderen Problemen betrachtet werden kann, sondern vielmehr mit unzureichenden allgemeinen sozialen und Problemlösefertigkeiten vergesellschaftet ist. Folglich werden häufig auch das Problemlösetraining und das Training allgemeiner sozialer Kompetenzen (häufige Themen: Kontakte außerhalb der Szene knüpfen, selbstsicheres und nicht aggressives Auftreten, Wünsche und Kritik angemessen äußern, Kritik annehmen, sich für einen Job bewerben u. ä.) in die VT-Programme für abhängige Klienten inkorporiert.

Nach Studienlage können bereits kurze kombinierte Interventionen von wenigen MI- und KVT-Sitzungen messbare Effekte auf das Konsumverhalten von Amphetamin-Konsumenten erbringen (Baker et al. 2005; Lee und Rawson 2008; Vocci und Montoya 2009). Bei schwer abhängigen Klienten mit begleitenden psychiatrischen Komorbiditäten sind jedoch längere und komplexe Behandungen erforderlich (stepped-care model).

Weitere verhaltenstherapeutische Ansätze – systematische Belohnungssysteme

Systematische Anreiz- und Belohnungssysteme zählen zu den international etablierten verhaltenstherapeutischen Methoden der Verhaltensmodifikation bei Menschen mit Abhängigkeitserkrankungen (operante Konditionierung: Lernen durch Verstärkung). Damit wird

139

erwünschtes Verhalten, in diesem Fall Abstinenz (operationalisiert z. B. in Form von negativen Drogenscreenings), gezielt und systematisch durch zuvor festgelegte Belohnungen in Form von Geld, Gutscheinen, take-home-Dosen o. ä. verstärkt. Zuvor muss eine präzise funktionale Analyse und Bestimmung relevanter Verstärker erfolgen. Insbesondere in den USA sind Anreizsysteme im Sinne des sog. *Kontingenzmanagement (KM)* relativ verbreitet.

Die Verstärkung und der Verstärkerplan (statisch vs. dynamisch) sowie der Umgang mit einem Rückfall (»Reset«) werden initial gemeinsam mit dem Klienten festgelegt und sind für ihn absolut transparent und voraussagbar. Das KM soll dem Klienten helfen, Kontrolle über sein eigenes Verhalten zu gewinnen und zu kräftigen (Selbstkontrolle, Selbstregulation, Selbstmanagement). Wichtig ist, dass das erwünschte Verhalten im Rahmen des KM am Anfang automatisch und unmittelbar (kontingent) belohnt wird. Für die Therapieplanung ist aber bedeutsam, dass das Zielverhalten (in diesem Fall Abstinenz) im sozialen Umfeld des Klienten mit der Zeit selbstverstärkend werden kann, so dass die externe Verstärkung langfristig nicht mehr benötigt wird.

Die Studienlage zur Effektivität des KM bei Konsumenten von Stimulanzien ohne und mit weiteren psychiatrischen Komorbiditäten ist gut, wenngleich die Effektstärken auch hier nur mittelstark sind (Übersichten in Lee und Rawson 2008; Vocci und Montoya 2009; McDonell et al. 2013). Darüber hinaus lässt sich der Ansatz in der Praxis ökonomisch umsetzen. Demnach kann das KM für die Behandlung der Stimulanzienabhängigkeit empfohlen werden. Allerdings sind in europäischen Ländern die Bedenken gegen das KM verbreitet, weil es als »Rückfall« in einen mechanistischen Behaviorismus gesehen wird, der der Komplexität des menschlichen Erlebens und Verhaltens nicht gerecht wird. Aktuell zeichnet sich eine Entwicklung ab, wonach in Europa und speziell in Deutschland das KM als Element im Rahmen eines umfassenden Behandlungsplans erst langsam an Akzeptanz zu gewinnen scheint.

9.2.3 Pharmakotherapie

In der Postakutbehandlung von Patienten mit Alkohol- oder Opiatabhängigkeit liegen neben der Psycho- und Soziotherapie unterstützende pharmakotherapeutische Möglichkeiten vor, entweder als Abstinenzunterstützung (Naltrexon oder Acamprosate) oder als Substitution mit dem Ziel der Stabilisierung und »harm reduction« (z. B. Methadon oder Buprenorphin). Vergleichbare pharmakotherapeutische Möglichkeiten sind für Abhängigkeitserkrankungen durch andere Substanzen trotz intensiver Forschungsbemühungen (noch) nicht verfügbar.

Zur Behandlung der Amphetaminabhängigkeit wurde eine Vielzahl von Substanzen getestet, bislang ohne überzeugenden Effekt. Vier randomisierte, kontrollierte Studien (RCT) mit Bupropion, Modafinil, Topiramat und Naltrexon ergaben nur kleine Effekte (Elkashef et al. 2008, 2012; Karila et al. 2010; Brensilver et al. 2013). Lediglich ein neueres RCT und eine weitere retrospektive Studie deuten auf eine mögliche künftige Perspektive mit subkutanen Implantaten von Naltrexon (Tiihonen et al. 2012; Kelty et al. 2013).

Für die Fälle von schwerer Amphetaminabhängigkeit könnte grundsätzlich auch der Substitutionsansatz in Betracht gezogen werden. In diese Richtung gingen bereits erste kleinere Studien mit D-Amphetamin, Modafinil oder Methylphenidat, die Erfolg versprechend erschienen (Tiihonen et al. 2007; Longo et al. 2010). Eine aktuelle Cochrane-Analyse zeigte aber, dass dieser Ansatz letztlich nicht eindeutig effektiv ist, zumindest nicht in den Dosierungen, die bislang getestet wurden (Perez-Mana et al. 2013).

Insgesamt kann somit auf Basis der Studienlage keine Medikation für die Postakutbehandlung der Amphetaminabhängigkeit empfohlen werden (Elkashef et al. 2008, Brensilver et al. 2013).

Zu der Pharmakotherapie induzierter psychischer Störungen, die als Folge des Konsums auftreten, liegen auch keine gesicherten Studienergebnisse vor. Allerdings spielen Medikamente in der Praxis eine wichtige Rolle bei der Behandlung dieser Störungen. Hierzu zählen die induzierten Angst- und depressiven Störungen (F15.54) sowie die seltenen Flashbacks (F15.70) nach Ecstasy-Konsum, ferner die induzierten Psychosen (F15.50 bis F15.53) nach Amphetamin- oder Ecstasy-Konsum. Die Expertenempfehlungen hinsichtlich der Pharmakotherapie der ATS-induzierten psychischen Störungen finden sich in Tabelle 5.

Tab. 5: Pharmakotherapie induzierter psychischer Störungen durch ATS (modifiziert nach Gouzoulis-Mayfrank 2007)

Störung	Dauer	Pharmakotherapie
Induzierte depressive und Angststörungen (F15.54) *bei Ecstasy-Konsumenten*	Wochen bis Monate, schwer behandelbar	◆ Antidepressiva, insbes. SSRIs ◆ ggf. zeitlich begrenzt begleitend Benzodiazepine (cave: Suchtpotenzial!) ◆ ggf. zeitlich begrenzt begleitend sedierende Antipsychotika
Induzierte Psychosen (F15.50 bis F15.53) *überwiegend bei Amphetamin- und Methamphetamin-Konsumenten, seltener nach Ecstasy-Konsum*	Tage bis wenige Wochen, selten Monate	◆ atypische Antipsychotika ◆ ggf. zeitlich begrenzt begleitend Benzodiazepine (cave: Suchtpotenzial!)
Flashbacks (Nachhallzustände) (F15.70) *bei Ecstasy-Konsumenten, Einzelfälle beschrieben*	über Wochen bis Monate nach letztem Konsum Dauer der einzelnen Flashback-Episode: jeweils Sekunden bis Minuten	Empfehlungen in Analogie zu Flashbacks nach Halluzinogenkonsum! ◆ positive Erfahrungsberichte am ehesten mit Benzodiazepinen (cave: Suchtpotenzial!) ◆ keine Antipsychotika! Verschlechterung der Symptomatik wiederholt beschrieben! ◆ einzelne Fallbeschreibungen über Erfolge mit SSRIs (z. B. Sertralin), Clonidin und Naltrexon — Wirkungsmechanismen ungeklärt

9.2.4 Behandlung komorbider Störungen

Komorbide psychische Störungen

Im Rahmen der Postakutbehandlung müssen auch die psychiatrischen Komorbiditäten berücksichtigt werden. Während die sozial integrierten Wochenendkonsumenten ansonsten großenteils wenig auffällig erscheinen, finden sich bei starken und insbesondere bei abhängigen Amphetamin-Konsumenten – wie bei anderen Suchtkranken – überzufällig Komorbiditäten mit anderen Abhängigkeitserkrankungen sowie anderen häufigen psychischen Störungen. Am häufigsten finden sich Komorbiditäten mit Angst- und depressiven Störungen, Persönlichkeitsstörungen, ADHS, Traumafolgestörungen, aber auch Psychosen aus dem schizophrenen Formenkreis. Zur Erklärung der hohen Komorbiditätsraten kommen verschiedene Modelle in Frage: Begünstigung eines Suchtverhaltens durch die primäre psychische Störung, Induktion der psychischen Störung durch die Substanzwirkungen, bidirektionale Zusammenhänge oder gemeinsame prädisponierende Faktoren für Sucht und andere psychische Störungen (▶ Abb. 24). Diese Modelle sind bei den verschiedenen Komorbiditäten unterschiedlich gut durch die empirische Forschung gestützt. Jedenfalls sind die Wechselwirkungen komplex und keineswegs unidirektional zu verstehen (Moggi 2005; Gouzoulis-Mayfrank 2007; Gouzoulis-Mayfrank und Scherbaum 2014).

Wenn depressiv-ängstliche oder psychotische Symptome bei gesicherter Abstinenz länger als sechs Monate persistieren oder aber zum späteren Zeitpunkt trotz Abstinenz wieder auftreten, handelt es sich wahrscheinlich nicht um eine drogeninduzierte Störung, sondern um eine komorbide Depression oder Psychose aus dem schizophrenen Formenkreis, die möglicherweise durch den Drogenkonsum angestoßen wurde (Doppeldiagnose). In diesem Fall ist neben der Behandlung der Substanzabhängigkeit eine längerdauernde, leitliniengerechte Behandlung für die komorbide Störung indiziert (Gouzoulis-Mayfrank 2007).

143

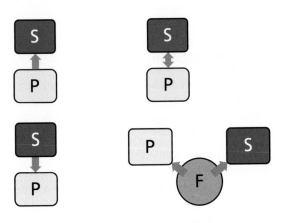

S: Sucht, P: andere psychische Störung, F: gemeinsamer Faktor

Abb. 24: Modelle der Komorbidität zwischen Sucht und anderen psychischen Störungen

In der Regel ist langfristig eine Therapieform sinnvoll, die die Abhängigkeitserkrankung und die weitere psychische Störung integriert, d. h., idealerweise in *einem* Setting bzw. durch *einen* Therapeuten oder *ein* therapeutisches Team behandelt. Wenn dies nicht möglich ist, sollte es zumindest eine Koordination der Behandlung der zwei Störungen geben. Zwar gibt es keine Studienergebnisse speziell für die Population von Amphetaminabhängigen, allerdings dürften die Ergebnisse von Untersuchungen mit anderen Suchtgruppen auch auf die Gruppe der Amphetaminabhängigen übertragbar sein.

Insbesondere für die schweren psychischen Störungen wie Schizophrenie und bipolare Störung konnte in mehreren Studien u. a. auch mit randomisiert-kontrolliertem Design gezeigt werden, dass integrierte Behandlungsprogramme für die psychiatrische Störung und die Abhängigkeitserkrankung bessere langfristige soziorehabilitative Ergebnisse aufweisen im Vergleich zu anderen Standardbehandlungen. Die Behandlung sollte nach aktueller Studienlage idealerweise langfristig angelegt und schwerpunktmäßig im ambulanten

Sektor angesiedelt sein, und sie sollte Pharmakotherapie, Psychotherapie und soziotherapeutische Maßnahmen verbinden. Wichtige psychotherapeutische Elemente sind Psychoedukation, motivierende Gesprächsführung und Verhaltenstherapie (Übersichten in Drake et al. 2008; Murthy und Chand 2012; Walter und Gouzoulis-Mayfrank 2014).

Hinsichtlich der Pharmakotherapie sollten hier zwei Komorbiditäten besondere Erwähnung finden:

* Bei komorbider psychotischer Störung werden atypische Antipsychotika empfohlen, da diese im Vergleich zu alten, klassischen Neuroleptika (z. B. Butyrophenone) insgesamt in der Regel besser vertragen werden und insbesondere seltener Nebenwirkungen haben, die das Suchtverhalten ungünstig beeinflussen können (Anhedonie, Dysphorie). Darüber hinaus wird vermutet, dass die alten, klassischen Neuroleptika über ihre pharmakologischen Eigenschaften (stärkere, relativ selektive Blockade der D2-Rezeptoren) das Suchtverhalten ungünstig beeinflussen können (Gouzoulis-Mayfrank 2007; Murthy und Chand 2012).
* Bei Patienten mit sicher diagnostiziertem adultem ADHS und Substanzmissbrauch oder -abhängigkeit sollte die ggf. erforderliche Pharmakotherapie des ADHS in erster Linie mit Substanzen ohne Suchtpotenzial wie Atomoxetin oder Antidepressiva erfolgen. Als zweite Wahl kann bei sorgfältiger Evaluation des individuellen Falles und gutem Monitoring auch Methylphenidat in möglichst retardierter Präparation gegeben werden (▸ **Kap. 5.3.1**). Trotz des grundsätzlich bestehenden Missbrauchspotenzials konnte bislang durchschnittlich keine Verschärfung der Suchtproblematik unter Stimulanzienbehandlung nachgewiesen werden (Wilens et al. 2008; Stadler et al. 2014).

Komorbide somatische Erkrankungen

Patienten mit schwerer Stimulanzienabhängigkeit haben häufig direkte und indirekte somatische Folgeerkrankungen, die im Rahmen der Postakutbehandlung berücksichtigt werden sollen. Es handelt sich dabei insbesondere um kardiovaskuläre Störungen, chronische Infektionen (insbesondere bei i.v. Konsumenten: Hepatitis C, HIV etc.), Leberfunktionsstörungen und Störungen im HNO-Bereich (Schädigung der Nasenschleimhäute). Eine medizinische Behandlung und Monitoring dieser Störungen ist ein wichtiger Bestandteil nicht nur der Akut-, sondern auch der Postakutbehandlung. Die somatische Behandlung spielt eine wichtige Rolle bei der allgemeinen Stabilisierung der schwer betroffenen Patienten und der Vermeidung weiterer Folgeschäden im Sinne einer Sekundärprophylaxe.

9.2.5 Soziorehabilitative Ansätze

Soziorehabilitative Ansätze sind ein wichtiger Aspekt der Postakutbehandlung von Amphetaminabhängigen. In der Regel wird die Soziotherapie durch Sozialarbeiter und Sozialpädagogen durchgeführt mit dem Ziel, die Patienten bei der Bewältigung von Alltagsanforderungen zu unterstützen und die (Re-)Integration in das familiäre, soziale und Berufsleben zu fördern. Konkrete Felder sind u. a. die berufliche Situation, die Regelung finanzieller Belange, Abwicklung von etwaigen Schulden, juristische Angelegenheiten, Kontakt mit Ämtern oder Sorgerechtsangelegenheiten. Über die praktische Hilfestellung hinaus soll der Patient lernen, seine Belange zunehmend (wieder) selbst zu regeln. Die soziorehabilitativen Ansätze sind vor allem für die schwerer betroffenen, sozial desintegrierten Patienten wichtig, die erfahrungsgemäß eine stationäre Entwöhnungsbehandlung benötigen. Die soziotherapeutischen Maßnahmen müssen bei diesen Patienten längerfristig in der anschließenden ambulanten Betreuung der Patienten in den Suchtberatungsstellen und anderen Nachsorgeeinrichtungen fortgeführt werden.

Bei schwerst betroffenen Drogenkonsumenten mit massiven psychosozialen Problemen sind Ansätze zur »harm reduction« im Sinne niedrigschwelliger Angebote mitunter das zentrale Element der Behandlung.

9.3 Prävention

Die Vorbeugung substanzbezogener Störungen, insbesondere der Abhängigkeit, gewinnt seit den 1990er Jahren zunehmend an Bedeutung. Ursprünglich als Domäne der Pädagogik hat sich die Suchtprävention mittlerweile als eigenständige Profession etabliert.

Definition

Die Prävention ist ziel- und zielgruppenspezifisch. Suchtpräventive Maßnahmen richten sich an Menschen, die entweder noch keine Konsumerfahrungen haben *(Primärprävention)* oder die bereits über Konsumerfahrungen verfügen, jedoch noch keine manifesten Symptome eines Missbrauchs, einer Abhängigkeit oder weiterer negativer Konsumfolgen bei sich wahrnehmen *(Sekundärprävention)*.

Geförderte Maßnahmen zur Prävention werden jährlich im Bericht der Deutschen Beobachtungsstelle für Drogen und Drogensucht aufgeführt (aktuelle Ausgabe: Pfeiffer-Gerschel et al. 2013). Die meist lokalen bzw. regionalen Projekte werden grob drei Kategorien zugeordnet (Uhl 2005):

1. Die *universelle Prävention* schließt Maßnahmen ein, die sich an die Allgemeinbevölkerung oder Teilgruppen der Bevölkerung wendet. Hierzu zählen beispielsweise Schulprogramme zur Drogenedukation oder Förderung von Lebenskompetenzen, Öffentlichkeitsarbeit wie z. B. mediale Kampagnen, Internetseiten (z. B. www.drugcom.de, www.drugscouts.de, Zugriff am 04.08.2014) oder Workshops am Arbeitsplatz. Der Großteil der Maßnahmen bezieht sich auf schulische Projekte bzw. Lehrinhalte. Diese zielen auf umfangreiche Informationsvermittlung sowie die Förderung persönlicher Lebenskompetenzen ab. Letzteres Ziel wird auch von Freizeit- und Sportvereinen im Rahmen der Kampagne »Kin-

der stark machen« aufgegriffen und verfolgt (Pfeiffer-Gerschel et al. 2013). Die Vorteile dieser »Allround-Maßnahmen«, die sich insbesondere für Substanzen mit höheren und gruppenunabhängigen Konsumprävalenzen eignen, liegen in ihrer großen Breitenwirkung und fehlenden Stigmatisierung. Allerdings liegt ihnen keine eindeutige Indikation zu Grunde, und sie sind meist mit hohen Kosten verbunden. Denkbar und wünschenswert wären vertiefende ATS-spezifische Lehrinhalte an Schulen (beispielsweise im Biologieunterricht), um ein fundierteres Verständnis der komplexen Substanzwirkungen und den damit einhergehenden Gefahren bei den Schülern zu erreichen.

2. Die *selektive Prävention* richtet sich an Gruppen mit spezifischen Risikomerkmalen in Bezug auf eine spätere Suchtproblematik (z. B. Jugendliche mit Schulproblemen, Kinder aus belasteten Lebensgemeinschaften). Für diese Maßnahmen sind gesicherte epidemiologische und pathogenetische Erkenntnisse notwendig. Klassische Maßnahmen bzgl. des ATS-Konsums sind eng mit der Rave-Szene verknüpft. Info-Stände auf Partys, an die Subkultur angepasste Flyer, Chill-Out-Zonen oder Drug-Checking-Angebote (»harm reduction«) sind typische Maßnahmen aus diesem Präventionsbereich. Spezifische Programme für andere Risikopopulationen (▶ **Kap. 6**) fehlen jedoch weitestgehend. Bei der Planung entsprechender Programme müssen die Vorteile einer möglichen Zuschneidung des Präventionsangebots auf die spezifische Zielpopulation gegen die Nachteile einer möglichen Stigmatisierung als Problemgruppe abgewogen werden.

3. Die *indizierte Prävention* richtet sich letztendlich an Personen, die bereits ein manifestes Risikoverhalten etabliert haben und einem deutlich erhöhten Suchtrisiko ausgesetzt sind, aber noch keine Abhängigkeitssymptome aufweisen (z. B. Jugendliche und junge Erwachsene, die am Wochenende wiederholt exzessiv Alkohol trinken oder regelmäßig ATS zu sich nehmen). Zentrales Problem stellt in diesem Bereich die Erreichbarkeit der Konsumenten dar. Neben den Drogenberatungsstellen spielen hier niederschwellige, anonyme Beratungsangebote der vielfältigen

Online-Portale eine wichtige Rolle (z. B. www.drugcom.de, www.¬ drugscouts.de, www.mindzone.info, www.partypack.de, Zugriff am 04.08.2014)

Zusätzlich wird die auf das Verhalten von Menschen ausgerichtete Suchtprävention *(Verhaltensprävention)* von der Suchtprävention unterschieden, die auf die Beeinflussung gesellschaftlicher Strukturen abzielt *(Verhältnisprävention)*. Erfolgreiche suchtpräventive Maßnahmen verbinden beide Ansätze sinnvoll miteinander (»policy mix«). So kombinieren moderne Ecstasy-Präventionsmaßnahmen die vorurteilsfreie Aufklärung (deutlich erhöhte Glaubwürdigkeit als bei abschreckenden Maßnahmen!) mit Angeboten zum »Safer Use« (Risikominimierung bei wertschätzender, akzeptierender Grundhaltung) inkl. der Möglichkeit zum individuellen »Drug Checking«. Ausgehend von individuell unterschiedlichen Charakteristika und Motivationen des ATS-Gebrauchs (▸ **Kap. 6**) wäre eine weitere Ausweitung der Ausdifferenzierung von Präventionsangeboten vorstellbar, z. B. die begleitende Behandlung der komorbiden psychischen Störung bei Selbstmedikation, spezifisches Infomaterial und Kampagnen für homo- und bisexuelle Männer über die Gefahren ungezügelten Geschlechtsverkehrs unter ATS-Einfluss, Unterstützungsangebote zur Entlastung alleinerziehender Mütter, etc.

Im Zuge der Professionalisierung der Suchtpräventionsstrategien von frühen Abschreckungs- und Kriminalisierungstaktiken in den 1960er und 70er Jahren hin zu aktuellen, an individuellen Ressourcen orientierten Konzepten zur Risikominimierung und Verbesserung der Konsumkompetenz wird mittlerweile eine rege Debatte um die Qualitätssicherung und damit einhergehenden Evaluationsstandards in der Suchtprävention geführt. In der Forschung herrscht Einigkeit über die hohe Komplexität sowohl der Ursachen von Suchtentwicklung als auch der Bedingungen für Suchtprävention. Dabei kann die Präventionsforschung die Prädiktoren oder Konstellationen von Prädiktoren, die zu Substanzmissbrauch führen oder diesen verhindern, nicht eindeutig belegen. Dies erklärt die vorhandenen Schwierigkeiten bei der Evaluierung von Suchtpräventionsmaßnahmen. Zudem besteht keine Einigkeit über theoretisch basierte Standards, an denen der Erfolg von Suchtprävention zu messen ist (Übersicht in Uhl 2012). Bisherige Versuche des empirischen Wirksamkeitsnachweises blieben eher unbefriedigend. Darüber hinaus fehlen zum aktuellen Zeitpunkt Wirksamkeitsnachweise für spezifische ATS-Präventionsprogramme. Ob und wie eine evidenzbasierte Suchtprävention erreicht werden kann, stellt sicher eine Herausforderung für die zukünftige Versorgungsforschung dar.

10

Synopse und Ausblick

Die Stimulanzien Amphetamin und Methamphetamin *(meth, crystal meth)* und die chemisch verwandten Substanzen der Ecstasy-Gruppe (MDMA und Analoga) werden in der Literatur häufig gemeinsam betrachtet und als *amphetamine-type stimulants* (ATS) bezeichnet. Die Ausführungen in dem vorliegenden Buch machen deutlich, dass die ATS in der Tat untereinander viele Gemeinsamkeiten, aber auch wichtige Unterschiede aufweisen. Im Folgenden werden die wesentlichen Erkenntnisse aus den vorangegangenen Kapiteln zusammengefasst und es werden mögliche künftige Entwicklungen skizziert.

10.1 Was wissen wir? – Die wichtigsten Eckdaten

In Deutschland berichten knapp über 3 % der Erwachsenen über Erfahrungen mit Stimulanzien (Amphetamin und Methamphetamin) und knapp unter 3 % berichten über Erfahrungen mit Ecstasy (MDMA und Analoga) (Lebenszeitprävalenz). Das durchschnittliche Einstiegsalter liegt bei etwa 18 Jahren und der Altersgipfel bei 20 bis 24 Jahren. In diesem Alterssegment berichten knapp 7 % der Befragten über Erfahrungen mit Stimulanzien und ebenfalls knapp 7 % berichten über Erfahrungen mit Ecstasy. Die 12-Monats-Prävalenz liegt bei 0,7 % für Stimulanzien und 0,4 % für Ecstasy. Im Alterssegment von 20 bis 24 Jahren liegt sie bei knapp 2,5 % für Stimulanzien und knapp 2 % für Ecstasy. Damit ist der Konsum von Stimulanzien fast so verbreitet wie der Konsum von Kokain. Werden Stimulanzien und Ecstasy zusammen als Gruppe betrachtet (ATS), dann ist deren Konsum deutlich verbreiteter als Kokain. In den letzten Jahren hat sich insgesamt ein Rückgang des Konsums von Ecstasy abgezeichnet. Unter den Stimulanzien ist insbesondere der Konsum des stärker wirksamen Methamphetamin auf dem Vormarsch. Während die Verbreitung bis zum Jahr 2013 lediglich in Ostdeutschland nahe der tschechischen Grenze nennenswert war, scheint sich Methamphetamin zwischenzeitlich über ganz Deutschland zu verbreiten.

Sowohl Stimulanzien als auch Ecstasy sind Derivate des Phenethylamin. In der Szene erscheinen immer wieder neue Substanzen, sog. Designerdrogen, die sich hinsichtlich ihrer chemischen Struktur und ihrer Wirkungen nur geringfügig von den alten ATS unterscheiden. Die Designerdrogen werden gezielt in illegalen Labors synthetisiert, damit die Bestimmungen des Betäubungsmittelgesetzes umgangen und die Drogen eine Zeit lang einfacher vertrieben werden können. So werden z. B. einige neue Drogen oder »Legal Highs« über das Internet unter dem Label »Badesalze« o. ä. vertrieben. Die wichtigsten amphetamin-ähnlichen Designerdrogen sind die Cathinone. In der Praxis spielen jedoch diese neuen Stimulanzien eine deutlich geringere Rolle im Vergleich zu den Amphetaminen und Ecstasy.

Die ATS wirken pharmakologisch über indirekte aminerge Mechanismen: Sie bewirken eine vermehrte Ausschüttung der Botenstoffe Dopamin, Serotonin und Noradrenalin aus den Nervenzellen und sie blockieren die Wiederaufnahme und damit die Beendigung der Wirkungen derselben Botenstoffe. Dabei scheint bei den Stimulanzien die Wirkung auf das Noradrenalin- und Dopamin-, bei Ecstasy hingegen die Wirkung auf das Serotoninsystem stärker zu sein.

Bei den Stimulanzien sind die psychischen Effekte qualitativ einfach zu beschreiben: gesteigerte Aktivität, unnatürliche Wachheit und expansives Verhalten, Steigerung der körperlichen und z. T. auch der kognitiven Leistungsfähigkeit, verbunden mit Euphorie und Selbstüberschätzung. Hinzu kommt die stimulierende Wirkung auf den Sympathikus mit Steigerungen von Herzschlag, Blutdruck und Atemfrequenz. Aufgrund der vegetativen und stimulierenden Wirkungen wurden Stimulanzien seit den 30er Jahren des letzten Jahrhunderts über Jahrzehnte als Medikamente bei verschiedenen Indikationen eingesetzt. Heute ist Amphetamin nur noch als Rese Darüber hinaus sind stimulanzienähnliche Substanzen wie Methylphenidat und Modafinil für die Behandlung von ADHS und Narkolepsie zugelassen.

Im Vergleich zu den Stimulanzien sind die Wirkungen von Ecstasy deutlich komplexer: Einerseits besteht eine amphetamin-ähnliche Euphorisierung und Stimulierung mit Überwachheit und Bewegungsdrang, sowie starke körperliche sympathikotone Reaktionen (Blutdruck- und Herzfrequenzsteigerung, Schwitzen, Hitzewallungen, u. a.); andererseits werden häufig paradoxerweise ein subjektives Erleben von Ruhe und Entspannung (psychovegetative Entkopplung) sowie intensive Gefühle der Nähe zu anderen Menschen, eine gesteigerte Kommunikationsbereitschaft und verstärkte Introspektion, Empathie, Akzeptanz und Verständnis für Andere geschildert (»entaktogene« Wirkung). Schließlich kommt es regelmäßig zu optischen und/oder akustischen Wahrnehmungsveränderungen und

Veränderungen des Erlebens von Zeit und Raum, die jedoch in der Regel nicht die Wirkungsintensität von Halluzinogenen erreichen. Akutkomplikationen des ATS-Konsums kommen sowohl auf psychischem als auch auf körperlichem Gebiet vor. Typisch für Stimulanzien sind Rauschverläufe mit Agitiertheit, dysphorisch-ängstlicher Verstimmung, expansivem und aggressivem Verhalten, Misstrauen, Verfolgungsideen und Halluzinationen. Insbesondere unter dem stärker wirksamen Methamphetamin kann es zu extremen Gewalttaten kommen. Unter Ecstasy kommen häufiger Rauschverläufe mit Angst und depressiver Verstimmung vor. Auf körperlicher Ebene haben alle ATS das Potenzial von schwerwiegenden bzw. lebensgefährlichen Akutkomplikationen, wie Blutdruckkrisen, Hirnblutungen, epileptische Anfälle und Herzinfarkte. Relativ selten und wohl unabhängig von der eingenommenen Dosis kann eine Dysregulation der Körpertemperatur mit Entwicklung von hohem Fieber, Blutgerinnungsstörung, Muskelfaserzerfall und Nieren- oder Multiorganversagen auftreten. Bei dieser Komplikation, die vor allem nach Ecstasy auftritt, scheinen die typischen Begleitumstände des Konsums mit dem Aufenthalt der Konsumenten in den überhitzten Räumen der Diskotheken, hohem Flüssigkeitsverlust durch stundenlanges Tanzen und unzureichender Flüssigkeitszufuhr eine wichtige Rolle zu spielen.

Ecstasy-Pillen werden in der Regel in der Freizeit, insbesondere an Wochenenden bei Partys und ähnlichen Events konsumiert (kontrollierter *recreational use*). Das Abhängigkeitspotenzial ist relativ gering, wenngleich eine Untergruppe von bis zu 20% der Konsumenten einen problematischen, hochfrequenten und/oder hochdosierten Gebrauch betreibt.

Im Gegensatz hierzu ist das Abhängigkeitspotenzial der Stimulanzien deutlich stärker und die Konsumentengruppen und Konsumwege variabler. Stimulanzien werden als Pulver verkauft und meistens über die Nase »gezogen«, manchmal auch inhaliert. Sie werden durchaus häufig – ähnlich wie Ecstasy – von ansonsten gut integrierten jungen Menschen im Rahmen eines kontrollierten Freizeitkonsums beim Feiern genommen. Sie werden aber auch in Ausbildungs- oder beruflichen Kontexten mit dem Ziel der Leistungssteigerung (Studierende, Manager, Fernfahrer, Künstler) oder mit dem Ziel der Appetithemmung und Gewichtskontrolle (Models) konsumiert. Darüber hinaus wird in den letzten Jahren ein verstärkter Konsum von Stimulanzien unter homo- oder bisexuellen Männern verzeichnet, wobei als Konsummotivation eine Intensivierung des sexuellen Lusterlebens angegeben wird. Schließlich werden Stimulanzien auch in der harten Drogenszene von sozial desintegrierten polyvalenten Drogenabhängigen in z. T. extrem hohen Dosen und manchmal in der Form von i.v. Injektionen konsumiert. Aktuell geht man davon aus, dass etwa jeder fünfte regelmäßige Konsument von Stimulanzien einen schädlichen Gebrauch oder eine Abhängigkeit entwickelt. Der Anteil von Stimulanzien-Usern in Drogenberatungsstellen und Rehabilitationsprogrammen hat in den letzten Jahren deutlich zugenommen, wobei das stärker wirksame Methamphetamin hier im Vordergrund steht. Insbesondere in Ostdeutschland ist der Konsum von Methamphetamin besonders verbreitet und es zeichnet sich ein Bild ab, wonach dieses Stimulans ein besonders hohes Abhängigkeitspotenzial zu haben scheint. Methamphetaminabhängige erscheinen häufig auch körperlich »gezeichnet« mit Kachexie, chronischen Infektionen, schlechtem Zahnstatus und Schäden an Haut und Schleimhäuten.

Darüber hinaus kommen bei Konsumenten von Stimulanzien induzierte Schizophrenie-ähnliche Psychosen vor. Bei Ecstasy-Konsumenten kommen häufiger induzierte Angst- und depressive Störungen vor, die nach klinischer Erfahrung schlecht auf Medikamente ansprechen. Zudem findet sich bei starken und vor allem bei abhängigen Konsumenten eine hohe Komorbidität mit anderen psychischen Störungen, wobei die Zusammenhänge komplex und keinesfalls unidirektional zu sein scheinen.

Schließlich weiß man aus der tierexperimentellen Forschung, dass ATS bei wiederholter Verabreichung zu toxischen Veränderungen dopaminerger und/oder serotonerger Nervenzellen im Gehirn führen. Neuere Studien zeigen subtile residuale kognitive Einschränkungen und relative Defizite an grauer Substanz bei Amphetamin-Konsumenten, die als mögliche Folge eines neurotoxischen Hirnschadens diskutiert werden. Bei Ecstasy-Konsumenten sind neurotoxische Schädigungen nach heutigem Wissensstand sogar sehr wahrscheinlich. Aktuelle Studien mit bildgebenden Verfahren zeigen subtile hirnstrukturelle und -funktionelle Veränderungen und eine Fülle von Studien, u. a. auch Längsschnitt- und prospektive Studien, zeigen leichte kognitive Einschränkungen, die mit dem Ausmaß des Ecstasy-Konsums korrelieren. Merkfähigkeitsstörungen sind die konsistentesten Forschungsbefunde, die mit der Neurotoxizität von MDMA in Zusammenhang gebracht werden. Die kognitiven Defizite sind meistens relativ subtil, sie können jedoch bei jungen Menschen potenziell mit den Ausbildungs- und Berufszielen interferieren und somit bedeutsam werden. Schließlich ist denkbar, dass diese kognitiven Defizite einen Risikofaktor hinsichtlich späterer altersassoziierter kognitiver Einschränkungen darstellen könnten.

Hinsichtlich der Therapie gelten für die abhängigen Amphetamin- und Methamphetamin-Konsumenten die gleichen Therapieprinzipien, wie sie für Opiat- oder Kokainabhängige etabliert sind. Sie umfassen die Entgiftung und Entwöhnung, Nachsorge, Psycho- und Soziotherapie sowie die Behandlung von komorbiden psychischen und somatischen Störungen. Überzeugende medikamentöse Ansätze liegen bislang nicht vor. Die Psychotherapie umfasst die Psychoedukation, motivationsfördernde und kognitiv-verhaltenstherapeutische Ansätze, aber auch systemische und tiefenpsychologische Elemente. Nach internationaler Studienlage ist die Wirksamkeit verhaltenstherapeutischer Ansätze am besten belegt, allerdings ist der klassische verhaltensmodifizierende Ansatz des Kontingenzmanagement in Deutschland wenig verbreitet.

Angesichts der relativ weiten Verbreitung des Konsums der ATS ist neben der Therapie manifester Störungen auch die Prävention bedeutsam, sowohl im Sinne einer Primärprävention des Konsums als auch im Sinne einer Sekundärprävention konsumassoziierter Störungen. Neben den Maßnahmen der universellen Prävention, z. B. in Form von Info-Veranstaltungen in Schulen, kommen hier spezifische Maßnahmen der selektiven und indizierten Prävention in Frage, womit Risikogruppen gezielt erreicht werden können. Hierzu gehören z. B. Info-Stände auf Partys, an die Subkultur angepasste Flyer, Chill-Out-Zonen oder Drug-Checking-Angebote und Beratungsangebote über Online-Portale.

10.2 Was wissen wir (noch) nicht?

Hinsichtlich der Verbreitung der ATS war die Entwicklung in den letzten Jahren geprägt durch einen Anstieg bei den Stimulanzien und einen Rückgang bei Ecstasy. Insbesondere das stärker wirksame Methamphetamin *(crystal, crystal meth)*, das ein hohes Abhängigkeitspotenzial besitzt, ist seit zwei bis drei Jahren deutlich auf dem Vormarsch. Die Frage ist, ob sich diese Entwicklung in den nächsten Jahren fortsetzen wird. Möglicherweise zeichnet sich aktuell ein gewisses *Comeback* für Ecstasy ab. So wurden im Jahr 2013 deutlich mehr Ecstasytabletten als im Jahr davor sichergestellt und auch die Zahl der erstauffälligen Konsumenten von Ecstasy stieg wieder deutlich an (Die Drogenbeauftragte der Bundesregierung 2014). Auf der anderen Seite ist die Presse aktuell voll mit Berichten über die Verbreitung, aber auch über die Gefahren von Methamphetamin und es ist denkbar, dass die Popularität künftig wieder sinken könnte.

Hinsichtlich neuerer Subgruppen von Amphetamin- und Methamphetamin-Konsumenten liegen noch keine sicheren Zahlen vor. So ist es schwierig, speziell zugeschnittene Präventionsmaßnahmen zu planen, z. B. für die Gruppe der homo- und bisexuellen Männer. Anekdotische Berichte und medienwirksame Einzelfälle illustrieren, dass Methamphetamin zwischenzeitlich auch in Deutschland ein Thema für Menschen aus sehr verschiedenen Gruppen und Schichten sein kann, so z. B. für erfolgreiche Unternehmer und Politiker, aber auch für junge Mütter. Diese letzte Untergruppe wurde in Großbritannien bereits Ende der 1990er Jahre beschrieben (Klee

1997). Welches Ausmaß die Problematik in Deutschland bei den verschiedenen Subgruppen hat und wie sich die Situation in der Zukunft entwickeln könnte, lässt sich nur schwer prognostizieren. Systematische Untersuchungen unter verschiedenen Risikopopulationen wären wünschenswert, um den Bedarf für speziell zugeschnittene Präventionsansätze zu erfassen: Ausgehend von unterschiedlichen Charakteristika und Motivationen des ATS-Gebrauchs wäre eine weitere Ausdifferenzierung von Präventionsansätzen über diejenigen für die Partyszene hinaus vorstellbar, z. B. spezifisches Infomaterial über die Gefahren ungezügelten Geschlechtsverkehrs unter ATS-Einfluss, Unterstützungsangebote zur Entlastung junger, alleinerziehender Mütter, etc.

Eine weitere wichtige Frage betrifft die neurotoxischen Schäden durch den Konsum von Amphetaminen und Ecstasy. Bislang lässt sich weitgehend sicher feststellen, dass Ecstasy-Konsumenten subtile kognitive Defizite insbesondere im Bereich des Gedächtnisses entwickeln, die sehr wahrscheinlich mit dem neurotoxischen Potenzial von MDMA zusammenhängen. Derzeit ist noch unklar, welche Faktoren die individuelle Empfindlichkeit oder die Schwellendosis bestimmen und ob die Störungen nach längerer Abstinenz reversibel sind. Obwohl die Auffälligkeiten in der Regel subtil sind, könnten sie potenziell hinsichtlich Ausbildungs- und Berufszielen bedeutsam werden. Darüber hinaus ist es denkbar, dass die vermuteten neurotoxischen Veränderungen in Hirnregionen, die für das Gedächtnis und andere kognitive Funktionen bedeutsam sind, nach Jahrzehnten zu einer Verstärkung und/oder Vorverlagerung normaler, altersassoziierter kognitiver Abbauprozesse führen könnten. Diese Fragen können nur mit Hilfe prospektiver Forschungsdesigns mit langen Katamnesezeiträumen sicher beantwortet werden. Es ist zu hoffen, dass künftige Forschungsaktivitäten eindeutige Erkenntnisse in diesem Bereich erbringen.

Auch für die Stimulanzien gelten grundsätzlich die gleichen Fragen, obwohl die Studienlage hinsichtlich der kognitiven Langzeitauswirkungen des Amphetamin-Konsums beim Menschen begrenzt und weniger konsistent ist im Vergleich zu Ecstasy. Darüber hinaus könnte sich künftig herausstellen, dass der Konsum von Amphetaminen das spätere Risiko für eine Parkinson-Erkrankung oder für eine Psychose aus dem schizophrenen Formenkreis erhöht. Auf der anderen Seite wird argumentiert, dass Amphetamine über Jahrzehnte als Medikamente verschrieben und z.T. epidemieartig konsumiert wurden, ohne dass solche Langzeitkomplikationen klinisch aufgefallen wären. Dies ist natürlich richtig, andererseits ist es sehr wohl vorstellbar, dass methodisch anspruchsvolle epidemiologische Studien Zusammenhänge aufdecken könnten, die alleine bei klinischer Beobachtung nicht sichtbar sind. Auch hier wären prospektiv-epidemiologische Studien mit langen Katamnesezeiträumen erwünscht bzw. erforderlich.

Schließlich sind bessere, auf die Besonderheiten des Stimulanzienkonsums und -abhängigkeit zugeschnittene therapeutische Möglichkeiten dringend erforderlich, dies vor allem angesichts der kontinuierlich zunehmenden Methamphetaminproblematik. Hinsichtlich der medikamentösen Behandlung ist zu hoffen, dass künftig sowohl wirksame Anti-Craving-Substanzen als auch Substitutionsmöglichkeiten zur Verfügung stehen werden. Darüber hinaus wären Modifikationen der psychosozialen Therapieprogramme in der mittel- und langfristigen Postakut- und Rehabilitationsbehandlung wünschenswert, damit den Besonderheiten dieses Klientels besser Rechnung getragen werden kann.

Literatur

American Psychiatric Association (APA–3) (2006) Practice guideline for the treatment of patients with substance use disorders. 2nd ed. In: American Psychiatric Association (APA) (Eds.) Practice Guidelines for the Treatment of Psychiatric Disorders: Compendium 2006. Arlington, VA: American Psychiatric Association. pp 291–563.

American Psychiatric Association (APA) (2013) Diagnostic and Statistical Manual of Mental Disorders. Fifth Edition (DSM–5). Arlington, VA: American Psychiatric Publishing.

Arseneault L, Cannon M, Poulton R, Murray R, Caspi A, Moffitt TE (2002) Cannabis use in adolescence and risk for adult psychosis: longitudinal prospective study. BMJ 325: 1212–1213.

Bahnsen P, Jacobsen E, Thesleff H (1938) The subjective effects of beta-phenyl-isopropylaminsulfate on normal adults. Acta Medica Scandinavica 97(1–2): 89–131.

Baker A, Lee NK, Claire M et al. (2005) Brief cognitive behavioural interventions for regular amphetamine users: a step in the right direction. Addiction 100: 367–378.

Beck AT, Wright FD, Newman CF, Liese BS (1993) Cognitive Therapy of Substance abuse. New York, London: Guilford Press. Deutsche Ausgabe herausgegeben von Lindenmeyer J (1997) Kognitive Therapie der Sucht. Weinheim: Beltz, Psychologie Verlagsunion.

Brensilver M, Heinzerling KG, Shoptaw S (2013) Pharmacotherapy of amphetamine-type stimulant dependence: An update. Drug Alcohol Rev 32: 449–460.

Callaghan RC, Cunningham JK, Allebeck P, Arenovich T, Sajeev G, Remington G, Boileau I, Kish SJ (2012a) Methamphetamine use and schizophrenia: a population-based cohort study in California. Am J Psychiatry 169: 389–396.

Callaghan RC, Cunningham JK, Sykes J, Kish SJ (2012b) Increased risk of Parkinson's disease in individuals hospitalized with conditions related to the use of methamphetamine or other amphetamine-type drugs. Drug Alcohol Depend 120: 35–40.

Capela JP, Ruscher K, Lautenschlager M, Freyer D, Dirnagl U, Gaio AR, Bastos ML, Meisel A, Carvalho F (2007) Ecstasy induces apoptosis via 5-HT2a-receptor stimulation in cortical neurons. Neurotoxicology 28: 868–875.

Capela JP, Lautenschlager M, Dirnagl U, Bastos ML, Cavalho F, Meisel A (2008) 5,7-Dihydroxitryptamine toxicity to serotonergic neurons in serum free raphe cultures. Eur J Pharmacol 588: 232–238.

Chang L, Alicata D, Ernst T et al. (2007) Structural and metabolic brain changes in the striatum associated with methamphetamine abuse. Addiction 102 Suppl 1: 16–32.

Chen CK, Lin SK, Sham PC, Ball D, Loh el W, Murray RM (2005) Morbid risk for psychiatric disorder among the relatives of methamphetamine users with and without psychosis. American Journal of Medical Genetetics. Part B Neuropsychiatric Genetics 136B: 87–91.

Cruickshank CC, Dyer KR (2009) A review of the clinical pharmacology of methamphetamine. Addiction 104: 1085–1099.

Curran HV, Travill RA (1997) Mood and cognitive effects of +/–3,4-methylenedioxymethamphetamine (MDMA, »ecstasy«): week-end »high« followed by mid-week low. Addiction 92: 821–831.

Die Drogenbeauftragte der Bundesregierung (2014) Drogen- und Suchtbericht 2014. Berlin: Bundesministerium für Gesundheit. (http://www.drogenbe¬ auftragte.de/fileadmin/dateien-dba/Presse/Downloads/Drogen-_und_¬ Suchtbericht_2014_Gesamt_WEB_07.pdf, Zugriff am 16.08.2014).

Daumann J, Koester P, Becker B, Wagner D, Imperati D, Gouzoulis-Mayfrank E, Tittgemeyer M (2011) Medial prefrontal gray matter volume reductions in users of amphetamine-type stimulants revealed by combined tract-based spatial statistics and voxel-based morphometry. Neuroimage 54: 794–801.

Dean AC, Groman SM, Morales AM, London ED (2013) An Evaluation of the Evidence that Methamphetamine Abuse Causes Cognitive Decline in Humans. Neuropsychopharmacology 38: 259–274.

Drake RE, O'Neal EL, Wallach MA (2008) A systematic review of psychosocial research on psychosocial interventions for people with co-occurring severe mental and substance use disorders. J Subst Abuse Treatment 34: 123–138.

Elkashef A, Vocci F, Hanson G, White J, Wickes W, Tiihonen J (2008) Pharmacotherapy of methamphetamine addiction: an update. Subst Abus 29: 31–49.

Elkashef A, Kahn R, Yu E, Iturriaga E et al. (2012) Topiramate for the treatment of methamphetamine addiction: a multi-center placebo-controlled trial. Addiction 107: 1297–1306.

Europäische Beobachtungsstelle für Drogen und Drogensucht (EMCDDA) (2013) Europäischer Drogenbericht 2013: Trends und Entwicklungen. (http://www.emcdda.europa.eu/attachements.cfm/att_213154_DE_¬ TDAT13001DEN1.pdf, Zugriff am 16.08.2014).

Fergusson DM, Horwood LJ, Swain-Campbell NR (2003) Cannabis dependence and psychotic symptoms in young people. Psychological Medicine 33: 15–21.

Fergusson DM, Horwood LJ, Ridder EM (2005) Tests of causal linkages between cannabis use and psychotic symptoms. Addiction 100: 354–366.

Feuerlein W, Küfner H, Soyka M (1998) Alkoholismus – Missbrauch und Abhängigkeit: Entstehung, Folgen, Therapie. Stuttgart/ New York: Thieme.

Freudenmann RW, Öxler F, Berschneider-Reif S (2006) The origin of MDMA (ecstasy) revisited: the true story reconstructed from the original documents. Addiction History 101(9): 1241–1245.

Gasser P (1996) Die Psycholytische Psychotherapie in der Schweiz von 1988–1993. Schweizer Archiv für Neurologie und Psychiatrie 147: 59–65.

Gouzoulis E, Borchardt D, Kovar K-A, Hermle L (1992) Die »Entaktogene«: Eine neue Substanzklasse? Untersuchungen über die psychotropen und neurobiologischen Effekte von 3,4-Methylendioxyethylamphetamin (MDE: »Eve«) bei gesunden Probanden. Sucht 38: 114–116.

Gouzoulis-Mayfrank E (2007) Komorbidität Psychose und Sucht. 2. Auflage. Darmstadt: Steinkopff Verlag.

Gouzoulis-Mayfrank E, Daumann J (2009) Neurotoxicity of drugs of abuse – The case of methylenedioxyamphetamines (MDMA; ecstasy) and stimulant amphetamines. Dialogues in Clinical Neuroscience 11: 305–317.

Gouzoulis-Mayfrank E, Scherbaum N (2014) Drogenabhängigkeit. In: Vorderholzer U, Hohagen F (Hrsg.) Therapie psychischer Erkrankungen, State of the Art. 9. Auflage. München, Jena: Urban & Fischer. S. 39–53.

Green AR, Mechan AO, Elliott JM, O'Shea E, Colado MI (2003) The pharmacology and clinical pharmacology of 3,4-methylenedioxymethamphetamine (MDMA, »ecstasy«). Pharmacol Rev 55: 463–508.

Greer GR, Tolbert R (1990) The therapeutic use of MDMA. In: Peroutka SJ (Ed.) Ecstasy: The clinical, pharmacological and neurotoxicological effects of the drug MDMA. Boston: Kluwer Academic Publishers. pp 21–35.

Hart CL, Marvin CB, Silver R, Smith EE (2012) Is cognitive functioning impaired in methamphetamine users? A critical review. Neuropsychopharmacology 37: 586–608.

Hatzidimitriou G, McCann UD, Ricaurte GA (1999) Altered serotonin innervation patterns in the forebrain of monkeys treated with (+/−)3,4-methylenedioxymethamphetamine seven years previously: factors influencing abnormal recovery. J Neurosci 19: 5096–5107.

Hebb D (2002) The organization of behavior. A neuropsychological theory. (Nachdruck der Ausgabe New York 1949). Mahwah, N.J.: Erlbaum Books.

Heinz A, Friedel E (2014) DSM–5: Wichtige Änderungen im Bereich der Suchterkrankungen. Nervenarzt 85: 571–7.

Hoare J, Flatley J (2008) Drug Misuse Declared: Findings from the 2007/08 British Crime Survey. England and Wales. Home Office Statistical Bulletin 13/08. London: Home Office. (http://webarchive.nationalarchives.gov.¬ uk/20110220105210/rds.homeoffice.gov.uk/rds/pdfs08/hosb1308.pdf, Zugriff am 16.08.2014).

Huizink AC, Ferdinand RF, van der Ende J, Verhulst FC (2006) Symptoms of anxiety and depression in childhood and use of MDMA: prospective, population based study. BMJ 3328(7545): 825–828.

Hunter LJ, Dargan PI, Benzie A, White JA, Wood DM (2014) Recreational drug use in men who have sex with men (MSM) attending UK sexual health services is significantly higher than in non-MSM. Postgrad Med J 90(1061): 133–138.

Hüther G, Rüther E (2000) Das serotonerge System. Bremen: UNI-MED Verlag

Iversen L (2009) Speed, Ecstasy, Ritalin. Bern: Verlag Hans Huber.

Jerome L, Schuster S, Yazar-Klosinski BB (2013) Can MDMA play a role in the treatment of substance abuse? Curr Drug Abuse Rev 6: 54–62.

Jia ZJ, Yan SY, Bao YP, Lian Z, Zhang HR, Liu ZM (2013) Sexual behavior differences between amphetamine-type stimulants users and heroin users. J Addict Med 7: 422–427.

Jimenez A, Jorda EG, Verdaguer E, Pubill D, Sureda FX, Canudas AM, Escubedo E, Camarasa J, Camins A, Pallas M (2004) Neurotxicity of amphetamin derivats is mediated by caspase pathway activation an rat cerebellar granule cells. Toxicol Appl Pharmacol 196: 223–234.

Johansen PO, Krebs TS (2009) How could MDMA (ecstasy) help anxiety disorders? A neurobiological rationale. J Psychopharmacol 23: 389–391.

Johnson BA, Ait-Daoud N, Wells LT (2000) Effects of isradipine, a dihydropyridine-class calcium channel antagonist, on d-methamphetamine-induced cognitive and physiological changes in humans. Neuropsychopharmacology 22: 504–512.

Karila L, Weinstein A, Aubin HJ, Benyamina A, Reynaud M, Batki SL (2010) Pharmacological approaches to methamphetamine dependence: a focused review. Br J Clin Pharmacol 69: 578–592.

Kelty E, Thomson K, Carlstein S, Sinclair R, Hulse G (2013) A retrospective assessment of the use of naltrexone implants for the treatment of problematic amphetamine use. Am J Addict 22: 1–6.

Klee H (1997) A Typology of Amphetamine Users in the United Kingdom. In: Klee H (Ed.) Amphetamine Misuse: International Perspectives on current Trends. Amsterdam: Harwood Academic Publishers. pp 35–68.

163

Koester P, Tittgemeyer M, Wagner D, Becker B, Gouzoulis-Mayfrank E, Daumann J (2012) Cortical thinning in amphetamine-type stimulant users. Neuroscience 221: 182–192.

Kraus L, Pabst A, Gomes de Matos E, Piontek D (2013a) Kurzbericht Epidemiologischer Suchtsurvey 2012. Tabellenband: Prävalenz des Konsums illegaler Drogen, multipler Drogenerfahrung und drogenbezogener Störungen nach Geschlecht und Alter im Jahr 2012. München: IFT Institut für Therapieforschung.

Kraus L, Pabst A, Piontek D, Gomes de Matos E (2013b) Substanzkonsum und substanzbezogene Störungen: Trends in Deutschland 1980–2012. Sucht 59: 321–331.

Lee NK, Rawson RA (2008) A systematic review of cognitive and behavioural therapies for methamphetamine dependence. Drug Alcohol Rev 27: 309–317.

Lieb R, Schuetz C, Pfister H, von Sydow K, Wittchen H (2002) Mental disorders in ecstasy users: a prospective-longitudinal investigation. Drug Alcohol Depend 68: 195.

Lindenmayer JP, Nasrallah H, Pucci M, James S, Citrome L (2013) A systematic review of psychostimulant treatment of negative symptoms of schizophrenia: challenges and therapeutic opportunities. Schizophr Res 147: 241–252.

Longo M, Wickes W, Smout M, Harrison S, Cahill S, White JM (2010) Randomized controlled trial of dexamphetamine maintenance for the treatment of methamphetamine dependence. Addiction 105: 146–154.

Mackey S, Stewart JL, Connolly CG, Tapert SF, Paulus MP (2014) A voxel-based morphometry study of young occasional users of amphetamine-type stimulants and cocaine. Drug Alcohol Depend 135: 104–111.

Marlatt GA, Gordon JR (Eds.) (1985) Relapse Prevention: Maintenance Strategies in the Treatment of Addictive Behaviors. New York: Guilford Press.

McCann UD, Szabo Z, Scheffel U et al. (1998) Positron emission tomographic evidence of toxic effect of MDMA (»Ecstasy«) on brain serotonin neurons in human beings. Lancet 352: 1433–1437.

McDonell MG, Srebnik D, Angelo F, McPherson S, Lowe JM, Sugar A, Short RA, Roll JM, Ries RK (2013) Randomized controlled trial of contingency management for stimulant use in community mental health patients with serious mental illness. Am J Psychiatry 170: 94–101.

Milin S, Lotzin A, Degwitz P, Verthein U, Schäfer I (2014) Amphetamin und Methamphetamin – Personengruppen mit missbräuchlichem Konsum und Ansatzpunkte für präventive Maßnahmen. Hamburg: Zentrum für Interdisziplinäre Suchtforschung (ZIS). (http://www.drogenbeauftragte.de/fileadmin/dateien-dba/Presse/Downloads/ATS-Bericht_final.pdf, Zugriff am 04.08.2014)

Millner WR, Rollnick S (2013) Motivational Inteviewing. Helping people change. Third Edition. New York, London: The Guilford Press.

Mithoefer MC, Wagner MT, Mithoefer AT et al. (2011) The safety and efficacy of {+/–}3,4-methylenedioxymethamphetamine-assisted psychotherapy in subjects with chronic, treatment-resistant posttraumatic stress disorder: the first randomized controlled pilot study. J Psychopharmacol 25: 439–452.

Mithoefer MC, Wagner MT, Mithoefer AT et al. (2013) Durability of improvement in post-traumatic stress disorder symptoms and absence of harmful effects or drug dependency after 3,4-methylenedioxymethamphetamine-assisted psychotherapy: a prospective long-term follow-up study. J Psychopharmacol 27: 28–39.

Möller HJ, Laux G, Deister A (1996) Psychiatrie. Stuttgart: Hippokrates Verlag.

Moggi F (2005) Etiological theories on the relationship of mental disorders and substance use disorders. In: Stohler R, Rössler W (Ed.) Dual diagnosis: The evolving conceptual framework. Basel: Karger. pp 1–14.

Murthy P, Chand P (2012) Treatment of dual diagnosis disorders. Curr Opin Psychiatry 25: 194–200.

NICE – National Institute for Health & Clinical Excellence (2008) Drug Misuse, psychosocial interventions. National Clinical Practice Guideline Nr 51. Leicester, London: The British Psychological Society & The Royal College of Psychiatrists.

Nichols DE (1986) Differences between the mechanism of MDMA, MBDB, and the classic hallucinogens. Identification of a new therapeutic class: entactogens. J Psychoactive Drugs 18: 305–313.

Oehen P, Traber R, Widmer V, Schnyder U (2013) A randomized, controlled pilot study of MDMA ({+/–}3,4-Methylenedioxymethamphetamine)-assisted psychotherapy for treatment of resistant, chronic Post-Traumatic Stress Disorder (PTSD). J Psychopharmacol 27: 40–52.

Pabst A, Kraus L, Gomes de Matos E, Piontek D (2013) Substanzkonsum und substanzbezogene Störungen in Deutschland im Jahr 2012. Sucht 59: 321–331.

Parrott AC (2014) MDMA is certainly damaging after 25 years of empirical research: a reply and refutation of Doblin et al. (2014). Hum Psychopharmacol 29: 109–119.

Pentney AR (2001) An Exploration of the History and Controversies Surrounding MDMA and MDA. Journal of Psychoactive Drug 33: 213–221.

Peroutka SJ, Newman H, Harris H (1988) Subjective effects of 3,4-methylenedioxymethamphetamine in recreational users. Neuropsychopharmacology 1: 273–277.

Perez-Mana C, Castells X, Torrens M, Capella D, Farre M (2013) Efficacy of psychostimulant drugs for amphetamine abuse or dependence. Cochrane Database Syst Rev 9: CD009695.

Pfeiffer-Gerschel T, Kipke I, Flöter S, Jakob L, Budde A, Rummel C (2013) Bericht 2013 des nationalen REITOX-Knotenpunkts an die EBDD. Neue Entwicklungen und Trends. Drogensituation 2012/2013. München: Deutsche Beobachtungsstelle für Drogen und Drogensucht DBDD. (http://www.dro¬ genbeauftragte.de/fileadmin/dateien-dba/DrogenundSucht/Illegale_Dro¬ gen/Cannabis/Downloads/REITOX_report_2013_Germany_dt.pdf, Zugriff am 04.08.2014).

Prochaska JO, Di Clemente CC (1986) Toward a comprehensive model of change. In: Miller WR, Heather N (Eds.) Treating addictive behaviors: Process of change. New York: Plenum Press. pp 3–27.

Rasmussen N (2006) Making the First Anti-Depressant: Amphetamine in American Medicine, 1929–1950. Journal of the History of Medicine 61(3): 288–323.

Reimer J, Meier J, Schmidt C (2013) Illegale Drogen:»Crystal Meth«. In: Deutsche Hauptstelle für Suchtfragen e. V. (Hrsg.) Jahrbuch Sucht. Lengerich: Pabst. S. 111–118.

Rey E-R (2006) Psychotische Störungen und Schizophrenie. In: Wittchen H-U, Hoyer J (Hrsg.) Klinische Psychologie und Psychotherapie. Heidelberg: Springer Medizin Verlag. S. 675–730.

Rylander G (1971) Stereotyped Behaviour in man following amphetamine abuse. In: Baker SB (Ed.) The Correlation of Adverse Effects in Man with Observations in Animals. Amsterdam: Excerpta Medica. pp 28–31.

Schifano F, Corkery J, Naidoo V, Oyefeso A, Ghodse H (2010) Overview of Amphetamine-Type Stimulant Mortality Data – UK, 1997–2007. Neuropsychobiology 61: 122–130.

Schilt T, de Win MM, Koeter M, Jager G, Korf DJ, van Den BW, Schmand B (2007) Cognition in novice ecstasy users with minimal exposure to other drugs: a prospective cohort study. Arch Gen Psychiatry 64: 728–736.

Shulgin A, Shulgin A (1991) PIHKAL. A chemical love story. Berkeley: Transform Press.

Stadler C, Hofecker Fallahpour M, Stieglitz R-D (2014) ADHS und Sucht. In: Walter M, Gouzoulis-Mayfrank E (Hrsg.) Psychische Störungen und Suchterkrankungen – Diagnostik und Behandlung von Doppeldiagnosen. Stuttgart: Kohlhammer. S. 120–134.

Steppan M, Brand H, Künzel J, Pfeiffer-Gerschel T (2014) Jahresstatistik 2012 der professionellen Suchtkrankenhilfe. In: DHS, Deutsche Hauptstelle für Suchtfragen (Hrsg.) Jahrbuch Sucht 2014. Lengerich: Pabst. S. 203–230.

Stumm G, Schlegel J, Schafer T, Wurz C, Mennel H, Krieg J, Vedder H (1999) Amphetamines induce apoptosis and regulation of bcl-x splice variants in neocortical neurons. FASEB J 13: 1065–1072.

Styk J (1994) Rückblick auf die letzten sieben Jahre der Schweizerischen Ärztegesellschaft für Psycholytische Therapie (SÄPT). In: Dittrich A, Hofmann A, Leuner HC (Hrsg.) Welten des Bewusstseins. Band 4: Bedeutung für die Psychotherapie. Berlin: Verlag für Wissenschaft und Bildung. S. 149–154.

Sächsische Landeshilfe gegen die Suchtgefahren (SLS) (2013) Sucht 2012: Bericht der Suchtkrankenhilfe in Sachsen. (http://www.slsev.de/Sucht2012.pdf, Zugriff am 04.08.2014)

Sulzer D, Sonder MS, Poulsen NW, Galli A (2005) Mechanisms of neurotransmitter release by amphetamines. Prog Neurobiol 75: 406–433.

Theodore PS, Duran RE, Antoni MH (2014, in press) Drug Use and Sexual Risk Among Gay and Bisexual Men Who Frequent Party Venues. AIDS Behav: DOI 10.1007/s10461–014-0779-y

Thomasius R, Gouzoulis-Mayfrank E (2004) AWMF-Behandlungsleitlinie für Störungen durch Kokain, Amphetamine, Ecstasy und Halluzinogene. Fortschr Neurol Psychiatrie 72: 679–695.

Thomasius R, Gouzoulis-Mayfrank E (2006) Psychische und verhaltensbezogene Störungen durch Kokain, Amphetamine, Ecstasy und Halluzinogene. In: Schmidt LG, Gastpar M, Falkai P, Gaebel W (Hrsg.) Evidenzbasierte Suchtmedizin. Behandlungsleitlinie Substanzbezogene Störungen der DG-Sucht und DGPPN. Köln: Deutscher Ärzteverlag. S. 241–270.

Tiihonen J, Kuoppasalmi K, Fohr J, Tuomola P, Kuikanmaki O, Vorma H, Sokero P, Haukka J, Meririnne E (2007) A comparison of aripiprazole, methylphenidate, and placebo for amphetamine dependence. Am J Psychiatry 164: 160–162.

Tiihonen, J, Krupitsky, E, Verbitskaya, E, Blokhina, E, Mamontova, O, Fohr, J, Tuomola, P, Kuoppasalmi, K, Kiviniemi, V, Zwartau, E (2012) Naltrexone implant for the treatment of polydrug dependence: a randomized controlled trial. Am J Psychiatry 169: 531–536.

Uhl A (2005) Präventionsansätze und -theorien. Wiener Zeitschrift für Suchtforschung 28(3/4): 39–45.

Unger F (1994) Der Einsatz von Pervitin im deutschen Heer im 2. Weltkrieg. Wehrmedizinische Monatsschrift 38: 374–380.

Vocci FJ, Montoya ID (2009) Psychological treatments for stimulant misuse, comparing and contrasting those for amphetamine dependence and those for cocaine dependence. Curr Opin Psychiatry 22: 263–268.

167

Wagner D, Becker B, Koester P, Gouzoulis-Mayfrank E, Daumann J (2013) A prospective study of learning, memory, and executive function in new MDMA users. Addiction 108: 136–145.

Walter M, Gouzoulis-Mayfrank E (Hrsg.) (2014) Psychische Störungen und Suchterkrankungen – Diagnostik und Behandlung von Doppeldiagnosen. Stuttgart: Kohlhammer.

WHO Weltgesundheitsorganisation (2000) Internationale Klassifikation psychischer Störungen ICD-10 Kapitel V (F). Klinisch-diagnostische Leitlinien. Deutsche Ausgabe: Dilling H, Mombour W, Schmidt MH (Hrsg.). 4. Auflage. Bern, Göttingen, Toronto, Seattle: Huber. S. 89–90.

Wilens TE, Adamson J, Monuteaux MC, Faraone SV, Schillinger M, Westerberg D, Biederman J (2008) Effect of prior stimulant treatment for attention-deficit/hyperactivity disorder on subsequent risk for cigarette smoking and alcohol and drug use disorders in adolescents. Arch Pediatr Adolesc Med 162: 916–921.

Wilens TE, Fusillo S (2007) When ADHD and substance use disorders intersect: relationship and treatment implications. Curr Psychiatry Rep 9: 408–414.

Wilens TE, Upadhyaya HP (2007) Impact of substance use disorder on ADHD and its treatment. J Clin Psychiatry 68: e20.

Wittchen HU, Semmler G (1991) Composite International Diagnostic Interview – CIDI. Interviewheft und Manual. Weinheim: Beltz

Stichwortverzeichnis

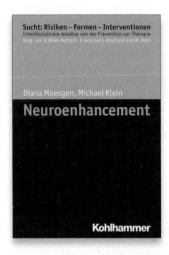

Diana Moesgen/Michael Klein

Neuroenhancement

2015. 152 Seiten mit 6 Tab.
Kart.
€ 27,99
ISBN 978-3-17-026100-6

Sucht: Risiken – Formen –
Interventionen

Neuroenhancement bezeichnet den Versuch gesunder Menschen,
die Leistungsfähigkeit des Gehirns oder das psychische Wohl-
befinden durch die Einnahme von verschreibungspflichtigen Medikamenten oder illegalen Stimulanzien zu verbessern. Dieses
Buch möchte dieses relativ neue Phänomen genauer beleuchten.
Dabei wird der Begriff des Neuroenhancement und sein Vorkommen genau erklärt. Erste Erklärungsansätze zeigen ein komplexes
Bedingungsgefüge mit verschiedenen Faktoren wie Individuum,
berufliches sowie soziales Umfeld. Neuroenhancement kann
negative Konsequenzen auf unterschiedlichen Ebenen besitzen,
Alternativen sind also wesentlich.

Leseproben und weitere Informationen unter www.kohlhammer.de

W. Kohlhammer GmbH
70549 Stuttgart

Kohlhammer